아주 쉬운 동기면담 가이드

중독자의 내면과 손잡기

백수현 저

학지사

들어가는 말: 어떻게 시작해야 할까

"저 치료 안 받는다니까요. 제가 알아서 할 거예요."

뒤이어 들리는 작은 한숨. 알아서 하겠다는 당사자와 치료가 필요하다는 상담자는 오늘도 팽팽한 줄다리기를 하고 있다.

정신질환은 개인의 생각, 감정, 판단력에 영향을 준다. 이로 인해, 당사자에게는 불편함이 없어도 본인이나 타인의 안전과 건강에 위협을 주는 증상이 나타난다. 특히 중독은 당사자의 자유 의지와 판단력을 부지불식간에 잠식해 버린다. 자신의 몸을 심각하게 해칠 정도의 음주와 약물 사용, 재산을 모두 탕진하고 주변 사람들의 재산에까지 막대한 손해를 끼치는 수준의 도박을 하면서도, 막상 본인은 알아서 조절하고 있으니 신경 쓰지 말라고 화를 내거나 주변을 탓하면서 자신의 삶을 망치는 일을 반복한다. 한참 중독 물질이나 행위에 매몰되어 있을 때는 주변과의 갈등도 심해진다. 이런 상황에 다급하고 안타까운 가족은 당사자에게 제발 치료를 받으라고 다그치지만, 당사자는 아무도 자기 마음을 이해해 주지 않는다며 점점 더 자신의 고치 속으로 숨어 버리니, 이 전쟁은 끝이 날 것 같지 않다.

그러던 어느 날, 당사자는 벼르고 벼르던 가족의 손에 이끌려 억지로 병원이나 지역사회센터와 같은 치료·상담기관에 오게 된다. 가족은 상담이라도 가면 어떤 변화가 있지 않을까 하는 실낱같은 희망을 품는다. 한편, 당사자의 신경은 이미 머리끝까지 곤두선 상태이다. 당사자는 "보나마나 지금 눈앞에 앉아 있는 이 '선생님'이라는 작자도 내가 중독자라고 다그치거나 비난하겠지"라고 생각한다. 할 말도 없고 말하고 싶지도 않아 입을 꼭 다물고, 눈도 감아 버린다. 이 시간이 끝나기만을 기다리는 당사자에게 상담자는 어떻게 말을 걸고 무슨 이야기를 하면 좋을까?

'무슨 이야기를 해야 할까, 어떻게 도울 수 있을까?' 나는 이에 대한 부족함을 채우기 위한 갈급함으로 공부하고 내담자와 대화하기 시작하였다. 많은 실수와 시행착오를 거치며, '이렇게 대화하니 내담자와 좋은 관계를 만들고 동기를 이끌어 내는 데 도움이 되는구나.'라는 대화의 흐름이 생겼다. 그러고 나니 중독 환자를 만나는 것이 설레는 일이 되기 시작하였다. 그래서 『아주 쉬운 동기면담 가이드』는 동기면담을 현장에 적용하는 데 초점을 맞추었다.

이 책은 상담 현장의 고민과 어려움을 내담자 와 함께 겪으며 다듬어진 실용서이다. 본문과 〈사례로 이해하는 동기면담〉에 등장하는 사례는 모두 각색된 것으로, 현장에서 자주 마주하는 내용을 토대로 재구성하였다. 독자 여러분 주변에 비슷한 분이 있을지라도 동일인이 아님을 미리 밝힌다. 아울러 중독의 어려움을 가진 이들의 내적 동기를 이끌어 낼 때 상담자가 고민하는 문제를 〈생각해 볼 이야기〉에 실었으니 상담 현장에서 참고가 되면 좋겠다.

차례

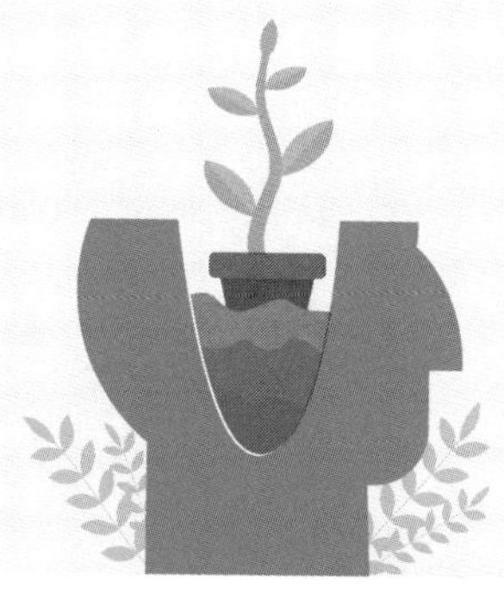

제1장

동기면담이 왜 필요할까

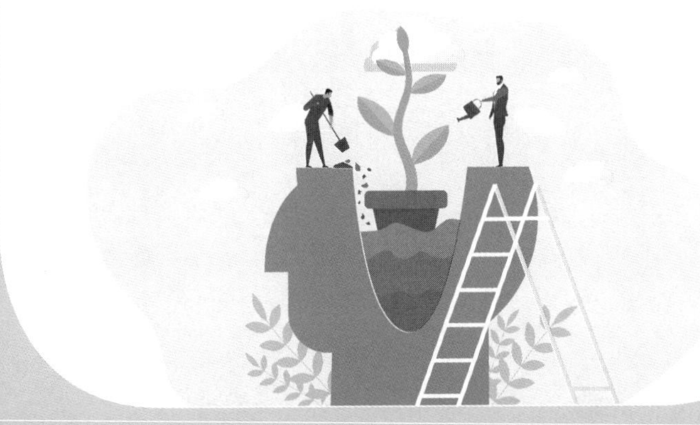

“알코올은 교활하고도 이해할 수 없는 것이다. 그것은 우리의 판단력을 마비시키고, 진정으로 원하는 것과는 상반되게 자신을 파멸시키는 방향으로 행동하게 만든다.”

(Alcoholic Anonymous World Service, 1975)

1. 임상 현장에서 중독자를 만날 때 가장 어려운 점은

“제가 중독이라는 거예요? 나 참, 대한민국에 중독 아닌 사람 없겠네. 제가 알아서 한다니까요.”

병원에는 도움이 필요한 사람이 찾아오고, 전문 지식을 가진 치료진은 내담자를 돕는다. 하지만 정신건강의학과 진료실에 찾아오는 사람들은 도움을 거부하는 경우가 많고, 중독에 관련되었다면 더욱 그렇다. 그런 이유로 나는 전공의 시절 중독 환자를 보는 것이 두려웠다. ‘도움을 원치 않는 환자에게 무슨 도움을 줄 수 있을까’ 하는 걱정이 앞섰다.

하지만 그들의 이야기를 들어 보니 중독자들이 아무런 도움도 원치 않은 것은 아니었다. ‘적어도 이대로는 안 되겠다’고 생각하는 때가 있었고, 나름의 방식으로 주변에 도움을 청하거나 혼자서 문제를 해결하려고 하였다. 며칠간 술을 마시지 않아 금단 증상이 생길 때는 너무 불안해서 가족이 자리를 떠나지 못하게 막고, 도박으로 큰 빚을 지게 되면 나름대로 손실을 메꿔 보고자 돈을 빌려 달라고 요구한다. 중독자 입장에서는 도움을 청한 것이지만, 가족에게는 이 말이 강압적인 요구와 협박으로 들린다. 또한 많은 중독자가 ‘스스로 조절하는 방식’을 통해 문제를 해결하려고 한다. 술이 문제라면 주종을 바꾸거나 주량을 통제해 보거나 마시는 환경을 바꿔 보고, 도박이 문제라면 정해진 돈 안에서만 도박을 하려고 한다. 이런 시도가 일시적으로 성공하기도 하지만, 결국에는 폭음과 장취, 감당할 수 없는 빚으로 이어진다. 본인이나 주변 사람들의 실망은 점점 커지고 '사소한 약속도 제대로 지키지 못하는 무능한 인간'으로 전락해 버린다. 변할 것이라는 기대와 희망은 사라지고 '이렇게 살다가 죽겠구나' 하는 마음만 남는다. 대개 이 시점에 가족의 손에 이끌려 병원에 오게 된다. 병원에 온 이들은 도움을 거부하거나, 본인이 원하는 방식으로 도와 달라고 요구한다. 이를테면, 꽤 많은 수면제를 복용하고 있음에도 약을 더 달라고 하거나, 가족이 자신의 음주를 이해할 수 있게 설득해 달라고 하는 것이다. 이제 어떻게 이야기를 시작해야 할지 상담자의 고민이 시작된다.

재발도 중독의 치료에서 매우 어려운 부분이다. 스스로 중독자임을 인정하고 단주를 유지하고자 노력했지만, 유혹에 걸려 넘어져 한 잔을 마시게 되면 그간 참아온 음주 갈망이 댐이 범람하듯 장취로 이어진다. 한참 후에 정신을 차리고 나면 약속을 지키지 못했다는 자괴감과 같은 실수를 반복했다는 수치심이 들고, 고통스러운 감정을 맨정신으로 마주하는 것이 두려워 다시 술로 잊고자 한다. 그럴 때 치료자는 마음이 아플 뿐만 아니라 치료자로서의 자신감도 떨어진다. 내담자에게 마음과 정성을 많이 쏟았다면 재발은 치료자에게도 치명적이다. 거대한 벽 앞에 아무것도 하지 못하고 덩그러니 방치된 것 같은 무력감에 휩싸인다. 중독치료자는 소진(burnout)에 취약하다.

"도움을 거절하는 내담자와 어떻게 대화를 시작하면 좋을까?"

"대화가 진전된다면 어떻게 도와줄 수 있을까?"

"회복을 잘 유지하다가 재발했을 때 내담자의 치료 포기와 치료자의 소진을 막는 방법은 없을까?"

이 책은 앞과 같은 질문에서 시작하였다. 동기면담은 '변화에 대한 생각이 전혀 없는 사람에게도 도움을 줄 방법을 찾고, 변화를 도모하는' 상담 방식이다. 한쪽이 일방적으로 변화를 밀어 붙이지 않고 함께 변화의 길을 모색하고자 하기에 내담자가 대화에 참여하게 하고 상담자의 소진을 줄이는 데 도움이 된다.

이번 장에서는 중독의 어려움을 가진 내담자를 만나기에 앞서 중독치료자가 반드시 알아야 할 중독의 특성과 상담자의 마음가짐을 살펴볼 것이다. 동기면담에서는 내담자를 섣부르게 규정하는, 즉 낙인을 찍는 표현을 피하고자 한다. 이러한 취지에 따라 이 책에서는 '중독자' '환자' 대신 '내담자' '당사자'라고 표현하고자 한다.

2. 중독의 정의: 조절 불능

먼저, 중독이 무엇인지, 중독될 수 있는 대상에는 어떤 것이 있는지 살펴보고자 한다.

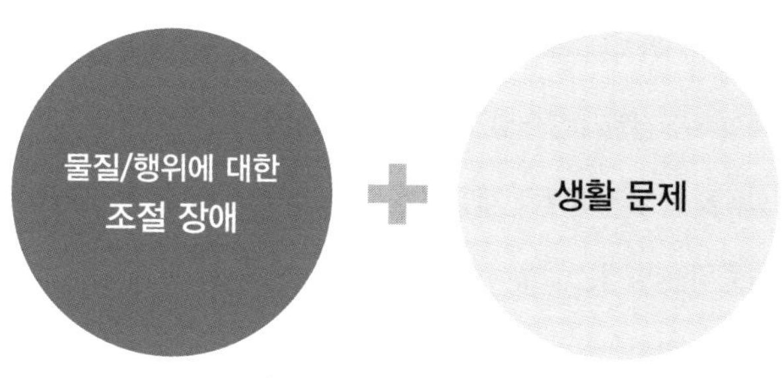

[그림 1-1] **중독의 정의**

출처: 백수현(2020), p. 34.

중독이란 물질이나 행위를 과도하고 강박적으로 하며, 이에 대한 조절 능력을 상실하여 일상생활에 지장이 생기는 병이다. 중독의 정의에는 '과도하고 강박적인 사용'과 이로 인한 '일상생활 문제'라는 증상이 포함되어 있다. 과도하고 강박적으로 사용한다는 것은 통념적이거나 본인의 신체 및 심리 상태에서 견딜 수 있는 수준 이상으로 사용하는 것, 상황이나 맥락을 가리지 않고 사용하는 것, 그만하려고 해도 자꾸 생각이 나서(갈망) 사용하는 것을 의미한다. 조절 실패는 정해진 만큼만 사용하려고 해도 그보다 과도하게 하거나 줄이거나 끊어 보려는 시도에 실패하는 모습으로 나타난다. 이러한 사용의 결과, 학업 성취, 업무, 대인관계와 사회생활, 경제적 여건, 건강 상태 등에서 문제가 발생한다.

강박적으로 사용하며 조절해 보려는 시도에 실패하는 물질이나 행위라면 무엇이든 중독될 수 있다. 중독에 이르게 하는 물질이나 행위는 작용 시간이 빠르고 쾌감을 불러일으키며, 작용 후 효과가 빠르게 감소한다는 공통점을 가진다. 잘 알려진 술, 담배, 마약, 도박 외에도 인터넷 게임, 소셜 네트워킹 서비스(SNS), 쇼핑, 폭식 등도 이러한 특징을 보인다.

중독은 보상회로와 전두엽 기능의 변화라는 두 가지 뇌의 변화를 유발한다. 보상회로는 즐거움을 느끼게 하는 활동(자연 보상 활동, 음식, 성행위, 성취, 즐거운 일 등)에 반응해서 도파민이라는 신경전달물질을 방출하여 쾌감과 동기를 유발하는 뇌의 기능적 부위이다. 전두엽은 사람의 행동을 관장하는 최고 사령부로 충동 조절, 주의력 유지, 문제 파악, 문제해결 계획 수립, 결과 예측, 계획 실행 등의 고위 인지 기능을 담당하는 영역이다. 중독 물질과 행위는 보상회로에서 인위적이고 폭발적으로 도파민을 방출시켜 우리가 자연 보상 활동에 즐거움을 느끼기 어렵게 만들고, 중독 물질과 행위에 더욱 집착하도록 우리의 뇌를 납치한다. 또한 중독 물질은 전두엽을 직접 공격하고, 강박적이고 반복적인 중독 행위는 간접적으로 전두엽이 제 기능을 하지 못하게 한다. 중독에 사로잡힌 사람은 보상회로의 변화로 인해 더욱 자극적인 보상 행위를 추구하고, 전두엽 기능의 변화로 인해 이전보다 충동적이고 절제하지 못하는 성마른 모습으로 변하여 더욱 강박적으로 중독 행위를 추구하게 된다. 따라서 중독은 개인의 의지 부족이나 도덕적 해이가 아니라 뇌의 질병이다.

3. 중독의 핵심병리: 부인

중독을 이해하는 중요한 키워드는 '부인(否認, denial)'이다. 부인이란 '어떠한 내용이나 사실을 인정하지 않는 것'이다.

당사자는 무엇을 부인할까?

첫째, 당사자는 물질이나 행위에 문제가 있다는 것을 부인한다. 술이나 도박, 마약이 '해롭지 않다'고 주장하는 것이다. 한 잔의 술은 건강에 좋다거나, 스트레스를 풀거나 즐거운 기분을 느끼기 위해 오락성 도박이나 마약 사용이 가능하다고 주장한다(이렇게 주장하는 이들은 한 잔에서 끝나지 않거나 오락 수준을 넘어서는 도박으로 이어지는 경우가 많다). 많은 연구에서 술, 도박, 마약이 건강에 유익하거나 해롭지 않다는 증거가 없음에도 문제성 자체를 부인하는 것이다.

둘째, 자신의 물질 사용이나 행위에 문제가 있다는 것을 부인한다. 예를 들면, '몸에 해로울 수는 있지만, 나는 남들보다 건강하기 때문에 문제가 없다' '이 정도의 술은 누구나 마시는 것이니 내가 중독자라면 중독자가 아닌 사람 없다'고 주장한다. 또는 주변에서 자신을 힘들게 하거나 자신이 처한 상황이 좋지 않아 마시는 것이므로 문제가 되지 않는다고 합리화한다.

셋째, 조절 실패를 부인한다. '몸에 해롭고, 과하게 마시긴 했지만 스스로 조절할 수 있다'고 주장한다. 예를 들면, 당사자는 스스로 물질을 조절하고 있으며, 때가 되면 끊을 텐데 주변에서 과도하게 걱정해서 병원까지 데려왔다고 화를 낸다. 술을 조절하지 못하기에 의도했던 것보다 과하게 마시거나 해독되는 데 생각보다 오랜 시간이 걸리는 것인데도 조절해서 마시는 것이라고 한다. 당사자는 스스로 삶을 완벽하게 통제하고 있다고 믿고, 술을 마시지 못하게 하

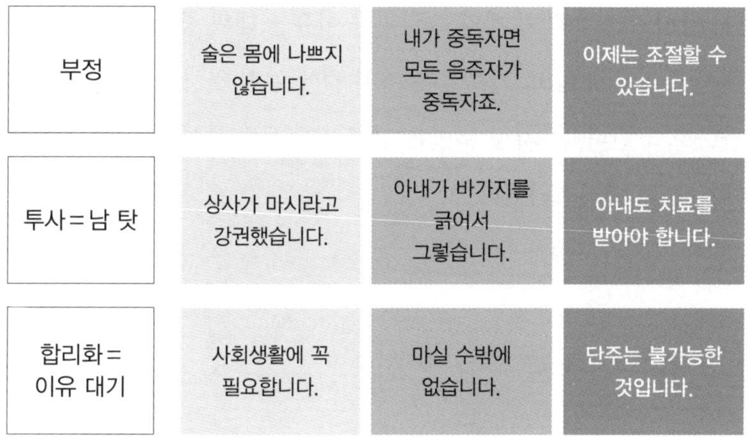
부정
술은 몸에 나쁘지 않습니다.
내가 중독자면 모든 음주자가 중독자죠.
이제는 조절할 수 있습니다.
투사=남 탓
상사가 마시라고 강권했습니다.
아내가 바가지를 긁어서 그렇습니다.
아내도 치료를 받아야 합니다.
합리화=이유 대기
사회생활에 꼭 필요합니다.
마실 수밖에 없습니다.
단주는 불가능한 것입니다.

[그림 1-2] **부인의 다양한 모습**

출처: 백수현(2020), p. 102.

면 주변에서 자신의 삶을 통제한다고 느끼며 크게 저항한다. 이미 중독에 본인의 몸과 마음을 뺏겼지만, 이를 알아차리지 못할 뿐더러, 무엇이든 자신을 속박한다고 느끼면 자신을 통제하려는 의도로 받아들인다.

넷째, 자신의 책임을 부인한다. '내 문제가 아니다'라고 주장한다. 주변에서 자신을 힘들게 했기 때문에, 스트레스가 쌓였기 때문에, 강요당했기 때문에 마신 것이므로 주변이 먼저 바뀌어야 자신이 바뀐다고 말한다.

이렇게 많은 것을 부인하고 있기에 주변인들은 당사자에게 답답하고 짜증이 나면서도 당사자가 크게 다칠까 봐 걱정한다. 이런 마음에 주변인은 그만 마시라고 말하게 되는데, 여기에 대고 '네가 날 이해해 주지도 않고 비난만 하니 마신다'고 하니 입을 닫아 버리게 된다. 말을 하지 않으면 '나에게 관심이 없다' '외롭다'며 술을 마신다. 당사자는 온갖 핑계와 그럴싸한 이유를 대며 중독 물질과 행위에서 벗어나지 않고, 가족들은 마치 덫에 걸린 것처럼 오도 가도 못한다고 느낀다. 이처럼 부인은 당사자가 계속 중독 행위에 몰두하게 만드는 핵심병리이다.

4. 중독의 치료 목표: 변화

중독의 치료 목표는 술이나 약물, 도박을 끊는 것일까? 그렇다면 언제까지 중독 물질이나 행위를 끊으면 될까? 당사자는 본인의 의지나 외부 상황에 따라 일정 기간 중독 물질이나 행위를 하지 않고도 지낼 수 있다. 하지만 대개는 일시적 조절 상태를 거쳐 폭음이 재발한다. 많은 사람이 '일시적 조절 상태'를 조절음주의 성공 가능성으로 오해하고 평생 '조절음주'로 목표로 하다가 더 많은 것을 잃는다.

그래서 중독의 치료에서는 중독 행위를 일단 멈추는 것뿐만 아니라 중단을 유지하는 것이 매우 중요하다. 이전의 생활 방식을 고수하면서 단주나 단약을 유지할 수 없다. 술친구를 만나고 약물 공급책과 연락하면서 중독에서 자유롭기는 어렵기 때문이다. 그간 당사자의 삶의 모든 순간에 중독 물질과 행위가 함께 있었다. 앞으로는 술을 마시지 않고도 속상한 마음을 달래는 방법을 배워야 하고, 도박 사이트를 들락거리지 않고 일상의 다양한 감정을 다루는 법을 익혀야 한다. 즉, 중단을 지속하려면 새로운 삶의 방식을 익히고 연습해야 한다.

오직 중독 물질이나 행위를 '끊는 것'만이 치료의 목표인지도 생각해 봐야 한다. 술은 마시지 않지만, 어떠한 활동도 하지 않고 집 안에 고립되어 지낸다면 치료되었다고 할 수 있을까? 그래서 '차라리 술 마시던 때가 낫다'고 하소연하는 가족도 있다.

술을 마시지 않는 것만큼 중요한 것이 삶을 '잘' 살아 내는 것이다. '잘 산다'의 기준은 무엇일까? 사람마다 '잘 산다'고 스스로를 평가하는 기준은 모두 다르다. 여기에 내담자의 가치관이 반영된다. 내담자에게 중요한 것, 가치 있게 생각하고 추구했던 삶의 방향을 탐색하고 그 방향으로 삶을 움직여 나갈 때 '잘 산다'고 느끼게 된다. 중독은 당사자가 원하는 삶의 방향으로 가는 것을 방해하고 삶의 우선순위를 바꿨다. 따라서 삶의 방향성과 우선순위를 탐색하고, 현재의 음주, 도박, 마약 습관이 스스로 가치 있게 느끼는 삶의 방식과 조화를 이루고 있는지 살펴보는 것이 중독에서 벗어나는 데 매우 중요하다.

중독은 꾸준한 관리가 필요한 병이다. 몇 개월 상담을 잘 받고 약을 잘 먹는다고 해도, 몇 개월 입원하여 집중치료를 받는다고 해도, 갈망은 언제든 올라오고 한 잔을 마신 순간 다시 예전의 생활 패턴으로 돌아가는 것은 시간 문제이기 때문이다. 수십 년을 단주하고 지냈어도, 방심하고 한 잔을 입에 댄 순간 다시 중독으로 미끄러질 수도 있다. 중독의 치료는 일단 중독 물질과 행위를 중단하고, 단절을 지속하기 위해 새로운 삶의 방식을 배우고 적응해 가는 삶의 변화이다. 이것을 중독에서는 '회복'이라고 말한다.

생각해 볼 이야기 1

조절음주를 바라는 내담자에게 어떻게 말해 줘야 할까

"술을 줄여서 마시려고요."

"조금씩 조절해서 마시면 되지 않을까요?"

많은 중독자가 본인의 음주 문제를 시인했다고 하더라도 단주가 아니라 절주(조절음주)를 원한다.

하지만 중독자는 술을 조절할 수 없다. '중독 물질이나 행위를 조절할 수 없다'는 것이 중독의 정의이므로, 조절할 수 있다면 중독자가 아니다. 스스로 술을 조절할 수 없기에 '중독'이라는 뇌의 질병으로 진단하는 것이다. 중독자에 대한 장기 추적 관찰 연구에 따르면 3년만 지나도 절주를 유지한 사람은 한 명도 없었다. 스페인에서 20년간 추적했을 때, 직전 1년의 음주 패턴에서 절주가 3.4%, 사망이 32.1%였고, 미국의 남자 청소년(하버드생, 도심 빈민 청소년)을 50~60년간 장기 추적한 연구에서 하버드생의 10.5%가 절주, 58%가 사망하였고, 도심 청소년의 1%가 절주, 54%가 사망하였다. 만성 알코올 중독자의 경우 사망하거나 단주하여 생존하는 경우로 나뉘고, 조절음주를 반복하다가 재발하는 경우가 매우 많은 것으로 결론 내릴 수 있다.

중독자는 수년간 단주했어도 재음주 시 과거 음주 양상으로 회귀하는 '폭음 재현(reinstatement)'이라는 현상을 보인다. 한동안은 절주하는 것처럼 보이더라도, 그것이 그리 오래 가지도 않을뿐더러 한번 폭음으로 회귀하면 중독자의 몸과 마음을 심각하게 훼손한다.

조절음주를 지지하는 절주자조모임(Moderation Management: MM)에 따르면 절주에는 상당히 복잡한 제약과 조건이 수반되고, 절주를 시도하다가 폭음으로 이어진다면 본인 및 주변에 상당한 손해를 미칠 가능성이 크다. MM의 설립자인 오드리 키시라인(Audrey Kishline)은 음주 운전 사망사고 법정에서

'MM은 자신의 문제를 은폐하는 알코올 중독자를 위한 모임'이라고 진술하였는데, 이는 이미 조절 불가의 강을 건너 버린 중독자에게 '조절음주'는 환상일 뿐이라는 사실을 의미한다(김한오, 2019, pp. 51-58에서 발췌 · 재인용).

이와 같은 모든 증거에도 불구하고 여전히 절주를 선호하는 내담자를 마주할 때 상담자는 어떻게 해야 할까? 내담자를 바로 면박 주거나 틀렸다고 직면하지 말고, 내담자의 진술에 동의하지 않더라도 공감하는 태도가 필요하다. 상담자가 내담자의 생각과 가치관에 공감한다고 내담자의 의견에 무조건 동의하는 것은 아니다(☞ 제2장의 '7. 동기면담에서 가장 중요한 것: 공감' 절 참조). 섬세한 표현과 배려로 내담자에게 공감하되, 중독치료자로서 절주가 아니라 단주를 지지하는 근거를 전달해야 한다. 이때 동기면담의 정신에 근거하여 정보를 전달한다면 내담자에게도 훨씬 소화하기 쉽고 생각해 볼 만한 중요한 정보가 될 것이다.

5. 중독의 재발

중독은 꾸준한 관리가 필요한 병이다. 이처럼 단번에 완쾌되지 않는 병, 생활상의 지속적인 변화를 요구하는 병을 '만성 질환'이라고 한다. 고혈압, 당뇨, 대사증후군과 같은 병이 대표적인 만성 질환이다. 그리고 만성 질환에는 항상 '재발'이 따라온다.

고혈압이나 당뇨라면 약을 먹거나 생활습관을 관리하면 혈압이나 혈당이 정상 범위 내에서 유지된다. 뚜렷한 증상이 없기도 하다. 하지만 병을 잘 관리하고 증상이 없다고 해서 약물치료를 중단하거나 무분별한 생활습관으로 돌아간다면 어떤 일이 벌어질까?

겉으로 드러나는 증상은 없어도 몸속에서는 조용히 병이 진행되면서 신체에 부담을 주어 결국 주요 장기의 합병증으로 모습을 드러낸다. 이것이 만성 질환의 '재발'이다. 조기에 개입하면 회복되기도 하지만, 때가 너무 늦어지면 영구적인 합병증을 남긴다.

중독도 마찬가지이다. 중독 물질과 행위를 조절할 수 없다는 것을 인정하고 단절을 지속하면, 중독과 관련된 옛 문제는 수면 아래로 가라앉고 새로운 일상에 적응하며 지내게 된다. 하지만 병이 다 나은 것 같아서 다시 음주하면 어떻게 될까? 잘 조절되는 것 같다가도 어느 순간 폭음이 시작되고 옛 문제가 모습을 드러낸다. 이것이 중독의 재발이다.

안타깝지만 아무리 노력해도 재발은 일어난다. 재발은 오랜 시간 반복되며 상담자와 내담자의 회복 의지를 꺾어 놓는다. 치료해도 낫지 않는 것 같고, 고맙다는 소리는커녕 남을 탓하고 핑계대는 이야기만 들리는 것 같아 내담자를 도와주고 싶은 마음과 의욕이 점점 줄어든다.

중독치료자는 재발을 어떻게 이해해야 할까?

우리는 재발을 '치료의 실패'가 아니라 회복의 한 과정으로 이해해야 한다. 치료의 목표는 다시는 재발하지 않는 것이 아니다. 그런 목표를 세우면 상담자나 내담자 모두 치료를 쉽게 포기하게 된다. 재발에 신속하게 중재하여 장시간의 재사용으로 이어지지 않게 하는 것, 재발을 '배움의 기회'로 재구조화하는 것, 재발과 재발 사이의 간격을 점차 늘려 가고 재발의 심각도를 점차 낮추는 것, 실수와 재발 위험 신호를 알아차릴 수 있게 돕는 것, 그래서 당사자가 스스로 변화를 유지하게 하는 것이 목표가 되어야 한다.

한편, 재발이 '당연한 일'이니 언제든 재발해도 된다는 무조건적인 허용도 옳지 않다. '어차피 재발하는 병'이니 마셔도 그만이라는 중독성 사고로 이어질 수 있기 때문이다. 재발이 잦을수록 회복의 추진력도 약화되기 쉽다. 따라서 재발은 가능하면 피하는 것이 좋지만, 재발했다고 치료가 실패한 것이라 섣불리 판단하지 않는 마음가짐이 중요하다.

어차피 재발할 병이라면서 치료가 왜 필요할까?

중독은 치료하지 않고 내버려 둔다면, 결국 사망에 이르는 진행성 질병이기 때문이다. '진행성'이란 계속 나빠진다는 뜻이 아니라 '그 자리에 멈춰 있지 않다'는 뜻이다. 외관상 뚜렷한 변화가 없더라도 중독은 악화하고 있거나, 호전되고 있거나의 '방향성'을 가진다. 재발했다고 치료를 포기하면 악화의 방향으로 가게 되지만, 재발 후 다시 회복에 전념한다면 호전의 방향으로 가게 된다. '어차피 재발할 텐데 왜 치료를 받아야 하느냐'는 질문은 마치 '어차피 죽을 건데 오늘 왜 밥을 먹고 살아가야 하느냐'와 같다. 언젠가 죽더라도 오늘을 어떻게 살아 내는지가 우리의 삶을 결정하듯이, 재발을 피하지 못하더라도 지금 어떻게 관리하는지가 당사자의 삶의 흐름을 결정한다. 중독을 관리하는 방식에 따라 재발의 모습도 달라질 수 있다. 지금은 치료 노력이 의미 있는 일인지 의심이 들 수 있지만, 가랑비에 옷 젖듯, 낙숫물에 바위에 구멍이 뚫리듯, 회복을 위한 노력은 헛되지 않다.

중독에서의 회복은 어떻게 이루어질까? 중독의 회복은 '변화'라고 했으니 변화의 대표 주자인 다이어트의 과정을 예로 들어 보겠다([그림 1-3] 참조). A씨는 재택근무를 하면서 체중이 급격히 늘었다([그림 1-3]의 ①). 다이어트를 결심하고 5kg 감량을 목표로 운동과 식이요법을 병행하기 시작한다. 주 3회 개인 트레이닝을 받고 식단을 엄격하게 조절하며 외식을 일절 포기하였다. 독하게 노력해서 한 달 만에 목표를 달성하였다([그림 1-3]의 ②). 하지만 A씨는 계속 이러한 방식을 이어 갈 수 없다. 시간이 흐르며 자연스럽게 사람도 만나게 되고 저녁에 운동 말고도 해야 할 일이 늘어난다. 그래서 한 달이면 다시 원하는 만큼 감량할 수 있다는 자신감에 식단 관리와 운동을 모두 중단한다([그림 1-3]의 ③). A씨는 다이어트를 한 지 두 달 만에 다시 3kg가 늘었다([그림 1-3]의 ④). 이것이 재발이다.

A씨가 돌이켜 보니 이전 방식은 유지하기가 너무 힘든 고통스러운 방법이었다. 그래서 장기적으로 아침 식사를 다이어트 도시락으로 바꾸고, 주 1회 개인 트레이닝과 개인 운동을 하기로 다시 계획을 세웠다([그림 1-3]의 ⑤). 이번에는 석 달 만에 3kg를 감량했다([그림 1-3]의 ⑥). 이즈음 회식 자리가 늘어나기 시작했고, 다이어트에 자신감이 붙은 A씨는 예전처럼 회식에 참석하고 자주 야식을 먹었다([그림 1-3]의 ⑦). 다이어트 도시락과 주 1회 개인 트레이닝 수업을 지속하고 있어서 요요가 오지 않을 줄 알았는데, 다시 1.5kg가 더 늘었다([그림 1-3]의 ⑧). 두 번째 재발이다.

이제 A씨는 야식을 먹고 운동을 게을리하는 예전의 생활 방식을 고수하면서 감량 상태를 유지할 수 없다는 것을 알게 된다. 이제 A씨는 늦게 배달시켜 먹는 습관을 바꾸기 위해 포만감은 주지만 살이 찌지 않는 토마토나 오이에 익숙해지고자 한다. 가끔 칼로리가 높은 야식을 먹기도 하지만, 다음 날에는 반드시 운동을 하러 가고 다른 식사를 조금씩 줄여 먹으며 유지를 위한 노력을 지속한다. 변화 후의 새로운 생활에 적응한 것이다([그림 1-3]의 ⑨).

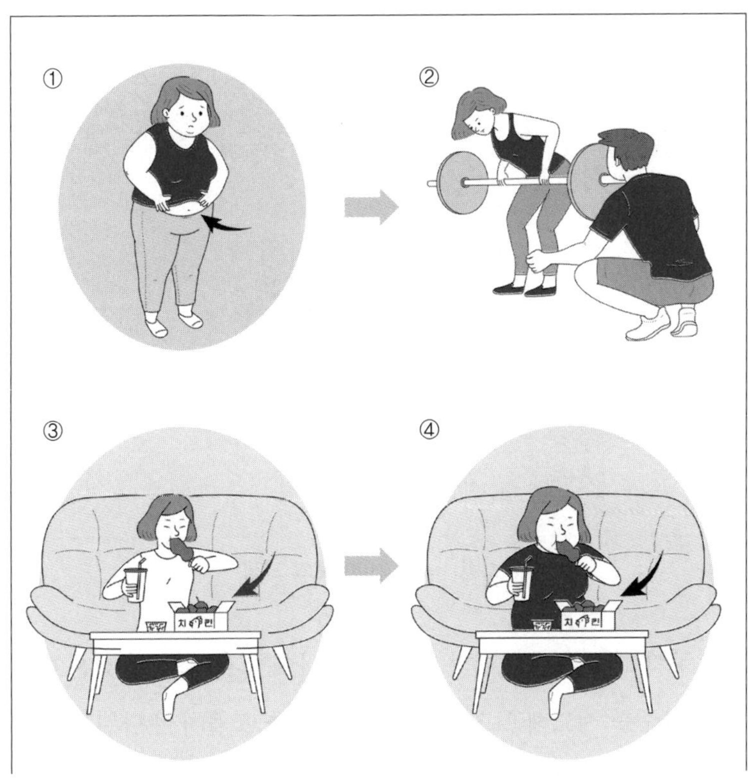

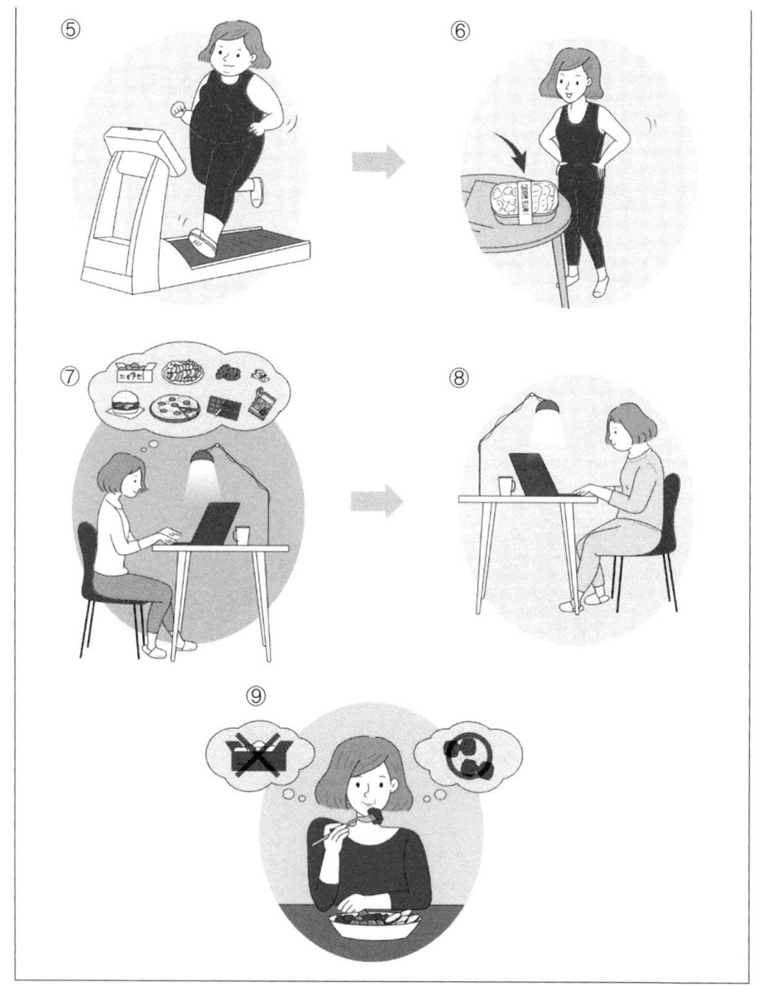

[그림 1-3] **다이어트의 과정**

중독의 회복 과정도 이와 비슷하다. 나에게 잘 맞을 것 같은 방법으로 단주를 시도해 보고, 재발하면 방법을 조율하여 다시 도전한다. 계속 시도를 반복하다 보면 생활 방식에 변화가 필요하다는 것을 알게 된다. 당사자는 서서히 외적 환경을 정돈하고 단주를 향한 마음가짐으로 옮겨 간다. 재발마다 꺾이기 쉬운 당사자의 회복 의지와 자기효능감 저하를 공감하고, 동시에 재발이 당사자를 더욱 단단하게 만들어 줄 것이라 믿고 포기하지 않고 곁을 지켜 주는 것이 중독치료자의 역할이다.

6. 대화의 시작

모든 것을 부인하고 있는 내담자와 어떻게 대화를 시작해야 할까? 상담자는 지쳐 가는 가족이 떠나지 않게 하기 위해서 내담자의 마음을 빨리 돌려놔야 한다는 생각에 마음이 조급해진다. 그래서 다음과 같이 이야기하기 쉽다.

"마음은 이해하지만 이제 좀 줄이시면 어떨까요."

"벌써 많이 망가지셨어요."

"이보다 더 드시면 위험합니다."

"가족을 생각해 보세요. 이렇게 마시면 어떻게 되겠어요?"

내담자에게 이런 말은 이미 귀에 딱지가 앉도록 들은 이야기의 반복 재생일 뿐이다. 이렇게 말하면 내담자는 다음과 같이 생각한다. '상담자라더니, 이 사람도 결국 똑같군. 세상에는 내 이야기를 들어 줄 사람 하나 없고, 다들 날 비난하기에 바쁘지. 난 정말 외롭다. 술만이 나를 위로하는 것 같네. 이러니 내가 술을 마실 수밖에 없지.' 내담자는 '네, 네.' 하고 짧게 대답하면서 이 시간이 빨리 지나가고 술 마실 시간만을 기다린다.

학창 시절을 돌이켜 보면 공부하려고 할 때 공부하라는 잔소리만큼 듣기 싫은 말이 없었다. 당사자의 마음도 비슷할 것이다. 마음 깊은 곳에서는 내담자 자신을 걱정하는 작은 목소리가 속삭이고 있는데, 밖에서는 메가폰에 대고 정신 차리라고 소리를 지르는 것처럼 느낄 것이다. 동기면담은 '변화가 필요해'라는 목소리를 내담자의 외부에서 듣게 하는 것이 아니라 내면에서 이끌어 내는 것이다. 우리는 스스로 필요하다고 생각하는 일을 더 열심히 하게 마련이다. 내담자에게는 "당신이 변해야 합니다."라는 명령이 아니라 "당신을 위해 지금 필요한 것이 무엇인가요?"를 물어보고 탐색하는 동반자가 필요하다.

동기면담에서 상담자는 술을 끊게 해 주는 사람이 아니라, 내담자가 스스로의 변화 필요성을 인지하고 변화할 수 있게 돕는 사람(조력자, facilitator)이다. 동기면담에서 상담자는 '술을 끊으세요.'라는 말 대신 '지금 삶이 정말 살 만하세요? 혹시 아쉬운 데는 없으세요? 아쉬운 데가 있다면 어떻게 하면 좋을 것 같으세요?'라는 질문을 계속 던진다. 이를 통해 그간 중독에 매몰되어 돌아보지 않던 내담자 자신의 삶을 돌아보게 도와주고 기꺼이 그 변화를 시작하게 돕는다.

생각해 볼 이야기 2

사랑의 반의어는 무엇일까

사전적으로 사랑의 반의어는 증오, 혐오, 미움이지만, 미움보다 더 무서운 것은 '무관심'이다. 관심이 없다면 상대방의 비난을 무릅쓰고 싫은 소리를 할 이유가 없다. "그래요, 괜찮네요."라고 웃으며 말하고 다시 만나지 않으면 그만이다.

그렇지만 사랑의 이름으로 마음대로 잔소리를 해도 되는 것은 아니다. 사랑이라는 이름으로 가해지는 폭력이 있다면 바로 '(섣부른) 판단'일 것이다. 나의 잣대로 상대방을 재단하고, 사랑한다는 이름으로 변화를 강요하는 것이 가장 무섭다.

"음주 문제가 매우 심각해서 지금 당장 조치가 필요합니다." (직면)
"이렇게 계속 마시다간 분명 돌아가실 겁니다." (위협)
"술 때문에 식사를 전혀 못 하시니 당분간 술을 마시지 않는 것이 좋겠습니다." (설득)
"일단 술 끊는 약부터 드릴게요." (허락 없는 정보 제공)

이런 말은 상대방을 위한다는 이름으로 상대방을 마음대로 판단하고 교묘하게 조종하거나 지시하는 것이다. 회복을 도모한다는 좋은 의도를 가졌더라도, 상담자나 가족이 원하는 대로 내담자를 바꿀 수는 없다. 이처럼 상대방을 우리 기준의 올바른 방향으로 바꾸고자 하는 것을 '교정반사(right reflex)'라고 한다. 교정반사는 나의 이득에만 관심이 있고 상대방이 무엇을 원하는지에는 무관심한, 사랑의 반대편에 있는 행동이다.

7. 대화의 발전

어떻게 하면 내담자를 돕는 방식으로 대화가 발전할 수 있을까? 첫째, 내담자와 '좋은 관계'를 형성해야 한다. 좋은 관계는 서로를 존중하는 데서 시작한다. 특히 내담자의 '자율성'을 존중하는 것이 중요하다. 자율성이란, 자기 스스로의 원칙에 따라 어떤 일을 하거나 자기 스스로를 통제하여 절제하는 것이다. 내담자가 원치 않게 상담을 받을 때는 자율성이 훼손되고 이에 대한 반발심이 있기 마련이다. 이때 자율성을 존중한다는 것은, '원하지 않는다면 대답하지 않아도 좋다' '내담자의 삶을 내담자가 스스로 결정하는 것이 옳다'는 마음가짐이다. 상담자가 내담자의 자율성을 존중한다면, 상대방의 상황에 대해 제대로 알지도 못한 채 '이렇게 해야 한다'고 섣불리 조언하기보다 '어떻게 느끼시나요?' '어떤 생각이 드시나요?' '어떻게 해 보고 싶으신가요?'라고 질문할 것이다. 자율성을 존중하는 것은 내담자를 이해하는 첫걸음이다.

둘째, 내담자와 협력해야 한다. 상담자는 중독이나 정신건강 분야의 전문가이지만, '전문가'로서의 권위를 내세우며 내담자의 잘못을 지적하고 변화를 강요하는 것은 사랑이라는 이름의 폭력이 되기 쉽다. 변화가 필요한 상황이라도 그 시점에 무엇을 해낼 수 있는지, 내담자에게 성공 확률이 높은 방법은 무엇인지를 가장 잘 아는 사람은 내담자 자신이다(같은 방법을 고수하여 반복해서 실패하고 있지 않다는 전제이다). 상담자가 먼저 내담자 자신에 대한 전문가로서 내담자의 입지를 존중하고, 내담자는 중독 분야의 전문가로서 상담자의 입지를 존중하는 협동 정신을 발휘해야 한다.

셋째, 자신감을 이끌어 내야 한다. 자신감은 '어떤 일을 해낼 수 있다는 믿음'이다. 자신감은 밖에서 심어 줄 수 없다. 자신감을 가지라고 해서 갑자기 자신감이 생기지 않기 때문이다. 이것은 우울증 환자에게 '힘내'라고 말하는 것과 마찬가지이다. 자기효능감은 어떤 일을 성공적으로 해낼 수 있는 능력이 자신에게 있다는 믿음으로, 자신감을 이끌어 내는 원천이다. 작은 성공 경험을 드러나게 하고 지지함으로써 자기효능감을 이끌어 낼 수 있도록 도와야 한다.

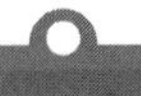

사례로 이해하는 동기면담 1

어떻게 대답하면 좋을까

내담자 1: 제가 뭘 그렇게 잘못했다고요. 이런 데 올 사람 아니에요. 선생님도 쓸데없는 고생하지 마시고 저를 빨리 집으로 돌려보내 주시죠.

상담자 1: 선생님 마음은 충분히 이해합니다만, 선생님께는 음주 문제가 있으신 것 같네요.

상담자 2: 아내분의 이야기를 들어 보니 선생님께서 이렇게 드시다가 돌아가실까 걱정이 됩니다.

상담자 3: 술을 드시면 식사에 지장이 생깁니다. 그래서 선생님께서도 체중이 많이 줄어들었죠. 술을 끊으라는 소리는 하지 않겠으니 조금만 줄여 보시면 어떻겠습니까?

상담자 4: 오늘 선생님의 마음과 상관없이 원치 않는 자리에 나오게 되셔서 마음이 상하셨을지도 모르겠습니다. 비록 스스로 오신 것은 아니어도 여기서 어떤 이야기를 나눌지 선생님께 달려 있다고 생각합니다. 제가 억지로 이야기를 끌어내거나 선생님을 제 맘대로 바꿀 수는 없으니까요. 저는 선생님의 이야기를 들어 보고 싶습니다. 괜찮으시다면 선생님께서 어떻게 이곳에 상담하러 오시게 되었는지 이야기해 주실 수 있으실까요?

상담자 1, 2, 3의 말은 모두 옳다. 하지만 상담자가 원하는 방향으로 내담자가 바뀌어야 한다는 가정을 바탕으로 이야기하고 있기에 내담자로서는 변화를 강요당하고 자신의 생각이나 결정권은 무시당하는 느낌이 들 것이다(교정반사).

상담자 4는 먼저 내담자의 불쾌한 감정에 대해 충분히 공감한다. 어떤 대화를 주고받을지에 대한 결정권이 본인에게 있음을 알리고(자율성) 협조를 구한다(협력). 이러한 태도는 내담자의 부정적인 감정을 누그러뜨리고 내담자의 마음을 이해할 기회를 얻게 한다.

제2장

동기, 변화, 동기면담

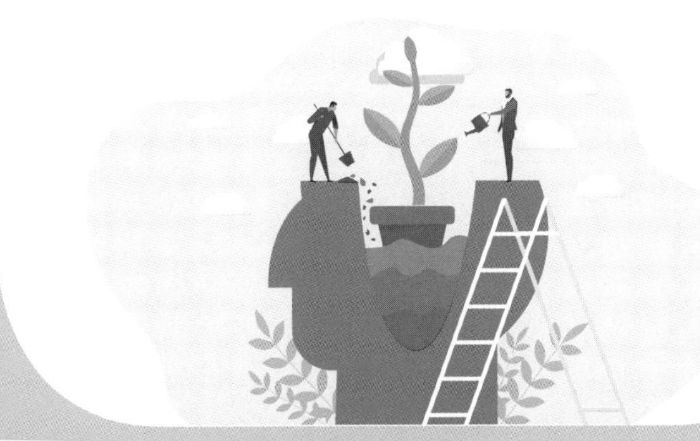

"후퇴를 했더라도 당신이 계속 건강해지기를 바라고 새로운 방법으로 접근하고 싶은 마음이 계속 있다면, 우리는 당신이 행복하고 건강한 목표점을 향해 수백만 우리 멤버와 같이 길을 나서리라는 것을 우리 경험에 비추어 확신한다."

(Alcoholic Anonymous World Service, 1975)

1. 동기의 정의

이 장에서는 변화를 일으키는 힘인 동기의 정의와 특성, 변화의 특성과 행동 변화를 목표로 하는 동기면담의 작동 방식에 대해 살펴보겠다.

동기란 무엇일까?

국어사전에 따르면 동기는 '어떤 일이나 행동을 일으키게 하는 계기'이다. 한자로는 움직일 동(動), 틀 기(機)로 구성되어 있다. 기(機)는 기계, 장치, 기회, 시기, 분기점 등을 의미하기에, 동기는 움직임을 일으키는 장치, 움직일 기회나 시기, 움직임이 나타나는 분기점 등으로 뜻풀이된다. 정리하면, 동기는 움직임(변화)을 일으키는 내적 · 외적 장치이자 기회이고 특정 타이밍(시기)이다.

동기는 다음과 같은 특징을 보인다.

첫째, 질적으로 동기의 유무를 판단할 수도 있지만, 양적으로 동기의 크기나 방향도 매우 다양하다. 따라서 동기의 유무만으로 변하고자 하는 마음을 온전히 파악할 수는 없다.

둘째, 동기는 시간 개념(타이밍)이 내포되어 있는 역동적인 개념이다. 화장실 들어갈 때와 나올 때 다르다는 말처럼, 동기도 시시각각 변한다. 똑같이 술에서 벗어나고 싶은 마음을 가진 사람도 내적 · 외적 상황에 따라, 간절한 정도나 상황에 따라 목표는 달라질 수밖에 없다. 이와 같은 동기의 특징은 변화의 특성과 맞닿아 있다.

2. 변화의 특징

첫째, 변화는 '과정'이다. 어디까지를 변화라고 하고, 어디까지를 변화가 아니라고 할지 딱 잘라 구분할 수 없다. 많은 사람이 변화 과정 중 어딘가에 있다. 변화는 중독의 회복과 마찬가지로 변화 또는 현상 유지 중 한쪽을 지향하는 진행성 과정이다.

비슷한 맥락에서 변화가 '완료'됐다는 표현도 잘 쓰지 않는다. 왜냐하면 '지금 이 순간'에는 변화된 모습일지라도, 미래에 어떻게 될지 아무도 모르기 때문이다. 제1장에서 언급했던 다이어트를 이어서 예로 들어 보자면, 원하는 체중까지 도달했지만 살찌기 쉬운 생활습관은 그대로여서 언제든 예전 몸무게로 돌아갈 만한 사람을 변화했다고 말하지 않는다. 눈에 띄는 변화는 눈에 띄지 않는 작은 변화가 축적된 결과이고, 의식적으로 노력하지 않으면 변화한 행동을 유지하기 어렵다.

둘째, 변화는 변화하고자 하는 마음(=동기)에 따라 가능성이 달라진다. 동기와 변화는 비슷해 보이지만 다른 개념이다. 동기는 변화를 일으키는 계기이고, 동기 수준이 높아지면 변화 가능성이 커진다.

변화를 고민하는 사람의 마음은 복잡하고 바람에 흔들리는 갈대 같다. '변화하고 싶은데 변화하고 싶지 않다'와 같은 대조적이고 모순된 감정을 '양가감정'이라고 한다. 변화에 대한 양가감정은 정상적이고 자연스러운 것이다. 어느 날은 변화하고자 하는 마음의 목소리가 커지고, 어느 날은 그대로 있고 싶은 마음의 목소리가 커진다. 그러나 많은 사람은 혼란스러운 양가감정을 혼란스럽게 여기고 혼란에서 빨리 벗어나기 위해 현상 유지하기를 선택한다.

셋째, 변화는 독특한 흐름을 가진다. 프로차스카(Prochaska)와 디클레멘테(DiClemente)는 변화 과정을 다섯 단계로 구분했다(Prochaska & DiClemente, 1982). 변화할 생각이 없는 전숙고단계, 변화가 필요하다는 것은 알지만 지금 당장 움직일 계획은 없는 숙고단계, 변화를 위해 행동 계획을 세우는 준비단계, 계획을 실천하는 실행단계 그리고 실천을 유지하는 유지단계이다. 변화의 단계는 단지 중독에서 벗어나는 것뿐만 아니라 모든 종류의 변화(다이어트, 좋은 습관 만들기, 나쁜 습관에서 벗어나기 등)에 적용된다(☞ 이 장의 '4. 변화의 단계' 절 참조).

변화의 단계는 한 번에 하나씩 올라가는 것이 아니다. 한 단계에 매우 오래 머물러 있거나 한 단계 후퇴하기도 하고, 두 단계를 건너뛰었다가 다시 내려오기도 하는 등 변화의 흐름은 [그림 2-1]처럼 비선형적이다. 이러한 흐름을 이해하지 못한다면, 내담자가 왜 다음 단계로 진행하지 못하는지 답답할 것이다.

넷째, 변화의 주체는 내담자 본인이다. 주변에서 아무리 닦달하고 회유하고 타이르고 강요해도, 결국 본인이 실행하지 않으면 아무것도 변하지 않는다. 동기는 내담자에게 심어 주는 것이 아니라 내

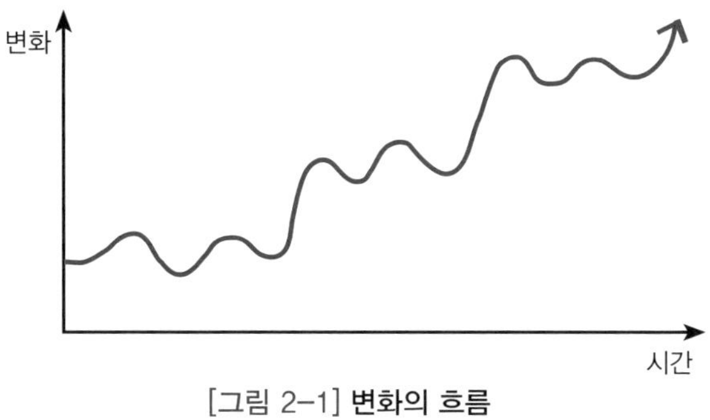

[그림 2-1] **변화의 흐름**

면에서 이끌어 내는 것이다.

3. 동기의 기원

그렇다면 동기는 어디서 올까?

동기에 관한 책에는 '동기 부여'라는 표현이 자주 등장한다. '부여(附與)'의 사전적 정의는 '사람에게 권리, 명예, 임무 따위를 지니도록 해 주거나, 사물이나 일에 가치, 의의 따위를 붙여 줌'이다. 그렇다면 동기는 내담자 밖에서 내담자에게 부여되는 것일까?

동기면담에서는 내담자의 마음에 없는 것을 새로 만들어 넣는 것이 아니라, 내면에 이미 존재하고 있는 동기를 이끌어 낸다고 이해한다. 즉, 동기면담은 '움직임을 일으킬 만한, 하지만 숨어서 잘 드러나지 않았던' 마음의 한 측면을 내담자와 함께 발견하고 움직임의 동력으로 이용하도록 돕는 상담의 방법이다.

우리의 마음과 몸을 움직이는 동력에는 어떤 것이 있을까?

첫째, 현재의 불편함이다. 병원 방문이라는 변화의 동력은 무엇일까? 영어로 질병은 disease인데, 이는 dis(부정)와 ease(편안함)의 합성으로, 편안하지 않은 상태를 의미한다. 즉, 우리는 어디가 불편하면 병원에 간다. 정신건강의학과를 방문하는 주된 이유는 불안, 우울, 불면 등의 정서적 불편함이고, 이는 변화의 계기가 된다.

둘째, 중요한 인생 사건이다. 졸업과 입학, 결혼, 출산, 질병, 실직, 이별과 같은 인생의 굵직한 사건은 지금까지의 삶을 돌아보게 하고 앞으로 어떻게 살아야 할지 고민하게 만드는 중요한 계기이다. 삶의 변화는 그간 각자가 맡고 있던 역할에 변화를 주며 이전의 삶의 방식을 고수할 수 없다는 점에서 변화의 시작점이 된다.

셋째, 현재의 문제 행동이 자신이나 주변에 미친 손해를 인지하는 순간이다. 음주 문제로 인해 간 기능에 중대한 손상이 생겼다는 것을 알게 되었을 때, 음주 운전이 적발되어 법적 처분을 받을 위험에 처했을 때, 무단 지각과 결석이 반복되어 직장을 잃을 위험이 있을 때 우리는 지금처럼 계속 살아가도 될지 진지하게 고민하게 된다. 나의 음주 문제로 상처받은 가족의 모습이나, 술을 마시면 아프니까 제발 마시지 말라고 애원하는 아이의 눈물 어린 표정, 나의 도박 빚으로 가족이 쾌적하게 지내던 집을 떠나 좋지 않은 환경으로 이사해야 할 경우, 우리는 이 행동을 계속 해야 하는지 선택하는 기로에 서게 된다. 변화할 경우 얻게 될 이득(긍정 보상), 변화하지 않을 때의 손해(부정 보상, 벌)를 따져 보고 무엇이 자신을 위해 현명한 선택인지 고민하게 된다.

변화를 결심하게 되는 결정적인 동기 유발 사건이 발생하는 것을 중독에서는 '바닥 치기(hitting the bottom)'라고 한다. 익명의 알코올중독자들(Alcoholics Anonymous, 이하 AA: 음주 문제가 있는 사람들이 자발적으로 모여 자기 자신과 서로의 회복을 돕는 모임)에서는 각자가 자신의 바닥을 쳐야 비로소 변화가 일어난다고 말한다. 당사자가 바닥을 칠 때까지 주변인들은 조급해하지 말고 인내심을 가지고 기다려야 한다. 바닥 치기 사건이 발생하면 당사자는 비로소 문제를 시인하고 변화의 과정이 시작된다.

그렇다면 어떤 사건이 발생하면 바닥을 쳤다고 말할 수 있을까? 흥미롭게도, 같은 사건을 두고도 사람마다 느끼는 바가 다르다. 누군가에게는 바닥을 치는 사건이 누군가에게는 아무렇지도 않은 일상의 하나로 여길 수 있다. 예를 들어, 어떤 사람에게 음주 운전 적발은 매우 수치스럽고 고통스러워 다시는 경험하고 싶지 않은 일이기에 단주의 확실한 동기가 된다. 하지만 음주 운전 적발은 흔하고 누구나 겪는 일이라고 생각하는 사람에게는 변화의 계기가 되기 어렵다. 후자라면, 음주 운전이 반복해서 적발되고 법정에서 구속되더라도 '재수 없었다'고만 생각할 뿐 다시는 반복하지 말자는 마음이 들지 않을 것이다.

따라서 사건 자체보다 사건을 다루는 방식이 훨씬 중요하다. 그저 그런 해프닝으로 넘어가는 대신, 사건을 유발하게 한 문제 행동(음주운전의 경우 음주, 감당 못하는 빚을 야기한 도박 등)이 내담자의 삶의 방식에 어떤 식으로 영향을 미치고 있는지, 이러한 모습이 내담자가 원하는 삶의 방향인지 함께 고민할 기회가 주어져야 한다.

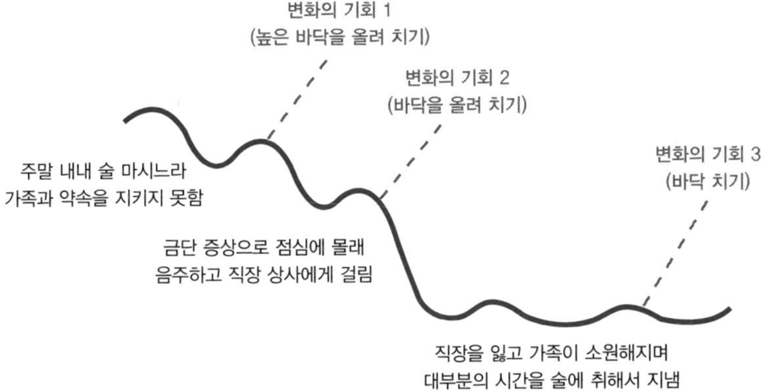

[그림 2-2] **바닥을 올려 치기**

사소한 사건이라도 어떻게 다루느냐에 따라 더 깊은 바닥까지 내려가기 전에 삶의 변화를 이끌어 내는 동기가 될 수 있다. 이것이 '바닥을 올려 치기'이다. 동기면담에서는 [그림 2-2]처럼 문제가 진전되어 더 큰 고통을 겪기 전인 '높은 바닥'에서 삶의 전반을 탐색하고 변화를 향한 동기를 이끌어 내는 것을 목표로 한다.

생각해 볼 이야기 1

당신을 움직이는 힘은 무엇인가

우리의 모습이 모두 다르듯, 각자가 중요하게 생각하는 것도 다르다. 누군가에게는 '행복을 추구하는 것'이 중요하고, 누군가에게는 '영적으로 각성되고 신과 교감하는 것'이, 또 누군가에게는 '주변 사람들과 마찰 없이 평온하게 지내는 것'이 중요하다. 이런 것을 '가치관'이라고 한다.

가치관은 다양한 방법으로 분류할 수 있지만, 여기서는 좋은 삶 모델

(good lives model)로 설명하겠다. 좋은 삶 모델은 2003년 워드(Ward)와 개넌(Gannon)에 의해 제창된 강점 기반 범죄자 치료 프로그램으로서, 각자의 의미 있는 삶의 계획을 세우고 실천을 할 수 있도록 돕는 것에 집중한다. 좋은 삶 모델에서는 각자의 삶에 의미 있는 마음의 상태나 경험을 의미하는 '일차적 삶의 목표(primary human goods)'를 탐색함으로써 범죄에서 멀어지는 효과를 도모한다. 이는 동기면담에서 각자의 가치관을 찾고 그 가치에 부합한 삶의 방향으로 나아가도록 돕는 것과 비슷하다.

좋은 삶 모델에서는 [그림 2-3]과 같은 11개의 보편적이고 공통적인 삶의 목표(가치관)를 제시한다. 가치관은 사람마다 각자 다르기에 정답은 없고 각자의 위치에서 다 옳다. 하지만 특정 가치를 추구하기 위해 본인의 안전과 건강을 해치고 주변의 복지를 과도하게 침범한다면 다른 방식으로 가치를 추구하는 법을 배워야 한다. 좋은 삶 모델에서는 범죄를 저지르지 않는 방식으로, 조금 더 사회 친화적인 방식으로 각자의 삶의 목표를 추구하도록 돕는다.

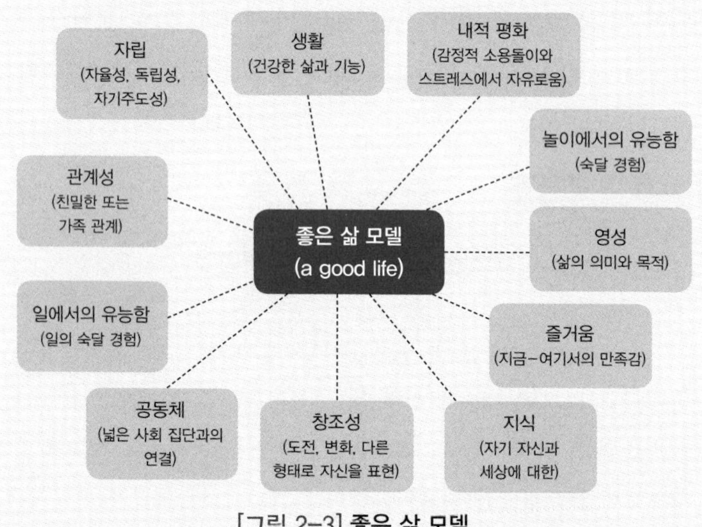

[그림 2-3] 좋은 삶 모델

출처: 신수경, 조성희(2015), p. 170에서 발췌 · 수정하여 재인용.

좋은 삶 모델은 중독에서도 적용할 수 있다. 중독 물질이나 행위가 일차적 삶의 목표를 만족시켜 주는 것처럼 느낄 수 있지만, 이는 오래 가지 못한다. 뿐만 아니라, 중독 자체를 추구하는 데 삶의 초점이 옮겨 가기 때문에(우선순위의 변화) 결국에는 삶의 목표를 추구하는 것이 불가능해진다. 중독 행위 없이 일차적 삶의 목표를 추구하도록 돕는 것이 중독치료자의 역할이다. 이는 재발에서 회복하는 데도 매우 중요하다. 동기면담에서는 내담자의 가치관을 변화대화와 접목하여 변화의 필요성을 이끌어 낼 수 있다.

4. 변화의 단계

변화의 단계(stage of change)를 처음 제창한 프로카스카와 디클레멘테는 변화의 과정을 다섯 단계로 분류하였다. 중독에서는 〈표 2-1〉처럼 '재발'을 변화의 한 과정으로 이해하고 총 여섯 단계의 변화 과정이 있다고 본다.

전숙고단계(Precontemplation stage)는 현재 상황을 깊게 생각하지 않거나 문제를 인정하지 않는 단계이다. 음주 문제가 반복되며 직장 출근과 업무 효율에 지장이 생기고 가족 간 갈등으로 불거지지만, 본인의 문제가 아니라고 생각하거나 누구나 겪는 일로 여긴다.

숙고단계(Contemplation stage)는 문제가 있다는 것은 인정하지만 변화에 대해서는 양가적이어서 변하고 싶은 마음과 현 상태에 머물러 있고 싶은 마음이 함께 있다. 이때 변화가 절실하지 않거나(필요성이 약함) 변화를 해낼 수 있다는 자신감이 부족할 수 있다.

〈표 2-1〉 **변화의 단계**

단계	특징	음주 문제
전숙고단계	문제를 인정하지 않음	음주 문제가 있지만 문제 해결의 필요성을 느끼지 못함
숙고단계	문제는 인정하지만 문제 해결에는 양가적임	한편으로는 음주를 중단해야겠다고 생각하지만 완전히 포기하기는 어렵다고 생각함
준비단계	문제를 인정하고 변화를 결심하여 계획을 세우지만, 아직 실행 전 상태임	단주를 결심하고 치료 계획을 세움
실행단계	계획대로 실천함	치료를 받으면서 단주를 실천함
유지단계	실천 내용이 계획대로 잘 진행되어 유지됨	가끔 유혹이 있지만 계획대로 단주가 유지됨
재발단계	과거와 비슷한 상황에서 유혹에 넘어가며 예전의 행동이 나타남	가족 간 갈등이 불거지며 홧김에 마신 술이 장취로 이어짐

음주 문제로 직장 상사에게 지적을 받거나 건강 검진에서 간 수치의 이상이 보고되어 음주를 중단해야겠다고 생각하지만, 술을 완전히 포기하는 것은 어렵다는 마음에 혼란스럽다.

준비단계(Preparation stage)는 문제 해결을 위해 변화 계획을 세우는 단계이다. 이대로는 안 되겠다는 마음이 점차 강해지면서 변화를 하기 위한 실천 계획을 세운다. 일정 기간 단주하기로 마음먹고, 주변에 단주 계획을 알리거나 집에 있는 술을 치우는 행동을 하는 것은 준비단계라고 할 수 있다.

실행단계(Action stage)는 계획대로 실천하는 단계이다. 술자리에 가지 않으며 최대한 음주 기회를 피하고, 상담 일정에 따라 정기적으로 치료 기관에 방문하는 등 변화를 위한 행동을 실행한다.

유지단계(Maintenance stage)는 변화 행동을 유지하는 단계이다. 단주를 유지하며 AA 모임에 참석하거나 예전에 술 마시며 보내던 시간에 다른 활동을 한다. 때로는 유혹과 갈망이 있지만 재음주의 고통과 단주의 즐거움을 기억하며 음주 외의 방식으로 대처한다.

재발단계(Relapse stage)는 과거의 문제 행동으로 돌아가는 것으로, 준비, 실행, 유지 단계에서 언제든 만날 수 있다. 재발과 재사용은 다르다. 재발은 '문제 행동을 하던 변화 이전의 생활 양상으로 돌아가는 것'이고, 재사용은 '(그러한 생활의 결과) 예전과 같은 문제 행동이 나타나는 것'이다(☞ 제7장의 〈생각해 볼 이야기 1〉 '재발과 위험 신호' 참조). 재발 후에는 준비나 실천 단계보다 숙고단계로 돌아가는 경우가 많다. 정말 이 일을 해낼 수 있는가, 이렇게까지 해낼 수 있는가 갈등하고 숙고한다. 재발을 경험하면 당사자와 가족, 중독치료자 모두 좌절하고 절망감을 느낀다. 하지만 잘 겪어 낸다면 당사자와 가족을 훨씬 더 단단하게 만드는 디딤돌이 될 수 있다(☞ 제7장의 '10. 재발 다루기' 절 참조).

생각해 볼 이야기 2

갈망

갈망(craving)은 (내적 · 외적 자극에 반응하여 나타나는) 중독 물질이나 행위를 향한 강렬한 열망이다. 사람마다 갈망의 경험은 매우 다양하여 '마시고 싶다, 하고 싶다'는 단도직입적인 느낌일 수도 있지만, 막연하고 모호한 긴장이나 불편, 짜증 등 단지 '피하고 싶은 감정'일 수도 있다. 갈망은 매우 강렬한 감정이고, 회복 중인 중독자에게도 나타나는 정상적인 현상이다. 그러나 갈망은 갈등과 번뇌를 야기하기 때문에 가능하면 적거나 없는 것이 단주를 유지하는 데 유리하다. 따라서 갈망을 줄이는 약물(항갈망제)을 처방하거나 갈망을 유발할 만한 상황을 피하는 것을 권유한다.

중독자들은 크고 작은 갈망을 수시로 경험한다. 음주 문제에 대한 인식이 없을 때와 재발 중에는 아주 작은 갈망에도 바로 음주로 반응한다. 음주 문제를 알아차리고 변화를 시도하는 중이라도, 잔잔한 갈망을 그대로 두면 음주로 이어질 수 있다. 어떤 중독자는 잔잔하게 지속되는 갈망은 잘 참아 내지만, 정말 큰 갈망이 왔을 때 '견딜 수 없다, 이건 마실 수밖에 없다'고 느낀다. 하지만 정말 '이건 마실 수밖에 없다'고 합리화해도 될까? 중독자에게 그간 중독 물질과 행위가 끼친 고통을 기억한다면, 어떤 이유로도 중독 행위를 합리화하기는 어려울 것이다.

갈망은 어쩔 수 없지만, 갈망에 어떻게 반응할지는 각자 선택할 수 있다. 갈망에 적극적으로 대항하는 행동을 하는 것, 갈망 상태에 스스로를 방치하지 않고 도와줄 수 있는 사람에게 연락하는 것, 갈망을 하나의 관찰 대상으로 삼고 비판단적으로 관찰하고 받아들이는 것, 각자만의 갈망 대처법을 활용하는 것 등 갈망에 바로 음주로 반응하는 대신 무엇이든 해 볼 수 있도록 독려하는 것이 상담자의 역할이다.

때로는 최선을 다했지만 실패할 수도 있다. 그럴 때 가족이나 상담자가 당사자를 비판하거나 비난하기보다 '정말 애썼다'고 위로해 주고, 다음에 같은 실수를 반복하지 않기 위해 함께 생활을 점검하고 새로운 변화를 시도하도록 도우면 좋겠다.

> **"당신이 갈망이 있을 때마다 음주/도박/약물을 한다면, 당신은 마치 자판기에 불과할 것이다. 우리는 자동 인형이 아니다. 우리는 의지력을 발휘하고 좋은 선택을 할 수 있는 나름의 힘을 지니고 있다. 그 힘으로 생각이 행**

> 동으로 옮겨 가는 과정에 개입하고, 맹목적으로 갈망을 따르려는 행동 패턴을 바꾸어 나갈 수 있다."
>
> (Ludwig, 2016)

5. 변화의 세 가지 요소

변화가 실제로 이뤄지려면 무엇이 필요할까?

첫째, 변화가 '중요한 일'이어야 한다. 변화가 시급하고 필요해서 다른 일보다 먼저 해야 하는 일이 되어야 한다. 변화가 중요하려면 현재의 삶이 불만족스럽게 느껴져야 한다. 우리는 지금의 삶이 우리가 살고자 하는 삶의 방향과 일치하지 않을 때 삶이 불만족스럽다고 느낀다. 당사자가 지금 술이나 도박, 마약에 취해 있는 삶이 본래 자신이 살고자 했던 삶의 방향에서 벗어나 있다는 것을, 즉 중독 물질과 행위가 본인이 추구하는 삶의 방향에 방해물이 된다는 것을 자각할 수 있도록 대화한다.

둘째, 변화에 대한 자신감이 있어야 한다. 실패가 예상되는 일을 하고 싶은 사람은 없다. 스스로에게 실망하고 싶지 않고, 잘했다는 칭찬을 받고 싶은 것이 사람의 마음이다. 당사자는 중독을 끊어 내는 일에서는 번번이 실패하였다. 그러다 보니 중독에서 벗어나지 못할 것이라는 두려움이 커지고, 나중에는 '어차피 다시 마시게 될 테니 의미 없는 노력은 하지 말자'며 합리화하고 포기하게 된다.

지금 한창 술을 마시고 있는데 갑자기 오늘부터 술을 끊고 평생 마시지 말라고 한다면 할 수 있는 사람은 없을 것이다. 중독치료자는 당사자에게 술을 '평생' 끊어야 한다고 말하지 않는다. '오늘 하루, 이번 한 주 단주'처럼 명확하고 달성 가능한 목표를 함께 찾아낸다. 당사자에게도 '해 볼 만하고 성공할 수도 있을 것 같은' 일이어야 변화에 도전할 마음이 생기기 때문이다. 이런 측면에서 '해 볼 만한 일'을 계속 찾고, 그 일을 해낼 만한 내면의 원천과 장점을 부각하는 것이 변화의 자신감을 끌어내는 대화의 방향이다.

[그림 2-4]처럼 변화에 대한 중요성(필요성)과 변화를 시도할 만한 자신감이 있다면 변화에 대한 준비 정도(동기)는 향상한다. 하지만 동기가 높다고 해서 항상 변화로 직결되는 것은 아니다. [그림 2-4]의 점선처럼 동기와 변화 행동의 연관성은 변화의 흐름처럼 비선형적이다. 동기는 높지만 행동으로 옮겨 가지 못하는 경우도 있고, 반대로 동기가 높아 보이지 않아도 행동으로 먼저 나타나는 경우

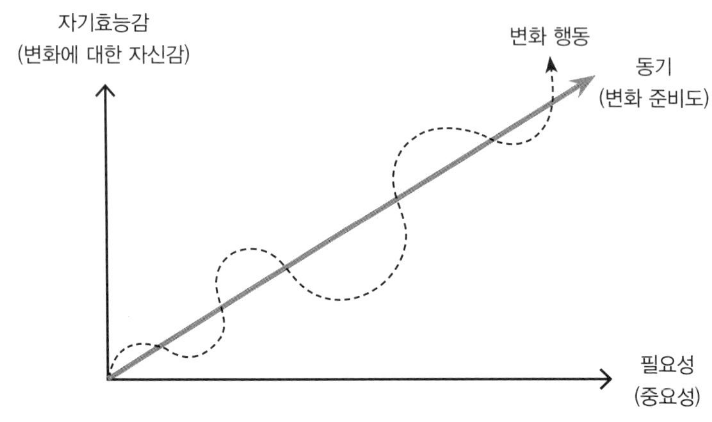

[그림 2-4] **변화의 세 가지 요소**

출처: 신수경, 조성희(2015), p. 26에서 발췌 · 수정하여 재인용.

도 있다. 동기면담은 변화의 중요성과 자기효능감을 계속 부각시키며 스스로 변해야겠다는 마음을 이끌어 내는 것이다. 즉, 내담자의 동기와 변화 행동이 일치하지 않는다고 해서 상담자가 조급해하거나 좌절하지 않는 것이 중요하다.

6. 동기면담의 정의

동기면담의 개념은 1982년 노르웨이의 두 임상심리학자인 윌리엄 밀러(William Miller)와 스테판 롤닉(Stephen Rollnick) 박사에서 시작되었다. 이들은 물질 중독 환자를 돕기 위한 상담의 한 방식으로 동기면담을 제안하였다.

동기면담이 본격적으로 중독 치료의 한 축이 된 것은 미국 국립 알코올 남용과 알코올 중독 기관(National Institute on Alcohol Abuse and Alcoholism: NIAAA)가 주관한 Project MATCH이다. Project MATCH는 알코올사용장애에 대한 심리적 중재의 효과성을 확인하고자 한 대규모의 무작위 통제 실험(randomized controlled trial)으로, 인지행동 대처 기술 치료(Cognitive Behavioral coping skill Therapy: CBT), 12단계 촉진치료(12-Step Facilitation Therapy: TSF)와 동기강화상담(Motivational Enhancement Therapy: MET)의 세 가지 치료 방법 중 특정 특성을 가진 알코올 사용장애 환자군에 가장 적합한 치료 방법을 찾는 것을 목표로 하였다. 비록 Project MATCH에서 특정 환자군에게 특정 치료법이 유의하게 효과가 있다는 결과를 도출하지 못했지만, 동기면담(동기강화상담)이 중독 치료에서 효과를 발휘한다는 것을 입증하는 중요한 연구였다(Project Match Research Group, 1993, 1998).

밀러와 롤닉 박사는 『동기강화상담: 변화 함께하기[Motivational Interviewing: Helping People Change(3rd ed.)]』 제3판(2015)에서 동기면담을 '변화에 대한 개인 스스로의 동기와 결심을 강화하는 협력적 대화 스타일'이라고 정의한다. 동기면담은 변화에 대한 이야기를 이끌어 내는데, 이때 '개인 스스로'의 동기와 결심을 유발하기 위해 개별적 · 협력적으로 대화하는 방식이다(개별 접근을 위해 이어서 이야기할 '공감'이 매우 중요하다).

밀러와 롤닉 박사는 동기면담이 지시–순종, 환자–치료자 관계가 아니라 동등한 위치의 파트너로서의 대화이기 때문에 'Interviewing(면담)'이라는 단어를 고수하였다. 인터뷰라는 단어는 두 가지 의미를 함축하고 있다.

첫째, 동기면담은 두 대화의 주체가 만나서 각자가 잘 아는 분야에 대해 협력적으로 대화하는 것이다. 내담자는 자기 자신에 대한 전문가이고, 상담자는 정신건강 영역의 전문가로서 각자의 전문성을 인정하고 힘을 합쳐 서로 돕는다.

둘째, 동기면담은 목적을 가진다. 인터뷰의 사전적 정의는 '특정한 목적을 가지고 개인이나 집단을 만나 정보를 수집하고 이야기를 나누는 일'이다. 동기면담은 방향을 정하지 않고 마음을 탐색하는 것이 아니라, 내면의 동기를 이끌어 내고 변화대화를 통해 행동 변화를 촉발하도록 돕는 목적을 가진다.

동기면담은 이론을 기반으로 구축된 상담 기법이 아니다. 변화에 대한 갈등을 가진 내담자와의 의사소통에서 '이렇게 하니 효과적이었다'고 밝혀진 대화 스타일을 실증적으로 분석하며 체계화된 방식이다. 밀러와 롤닉 박사는 『동기강화상담: 변화 함께하기』 제3판의 저자 서문에서 '수많은 임상가가 동기강화상담을 접하게 되면서 마치 이미 자신들이 오랜 시간 알아 왔던 어떤 것을 깨달았다는 느낌을 받게 되는' 것 같다고 하였다. 독자도 읽을수록 '이런 대화 방식은 나도 효과를 경험했던 것이지.' 하고 무릎을 탁치는 경험을 하게 될 것이다.

생각해 볼 이야기 3

중독과 동기면담 그리고 정신치료

많은 중독자가 중독 물질과 행위를 계속하면서 정신치료(또는 심리치료)만으로 중독에서 벗어나기를 원한다. 내면을 탐색하는 심층정신치료는 정신건강의학과에서 매우 중요하고 강력한 치료 도구이지만, 중독에서 처음부터 권하는 치료 방식은 아니다. 중독 물질이나 약물의 효과가 지속되고 있을 때는 충동성을 포함한 중요한 전전두엽 기능이 충분히 회복되지 않았기에 내면을 심층적으로 탐구하는 능력에 제한이 있다. 그리고 아직 중독 물질과 행위에서 벗어나지 못한 중독자의 사고회로는 결과를 '난 마실 수밖에 없다'로 미리 정해 두고 논리를 구성하는 방식인 중독성 사고(addictive thinking)를 따르기 때문에 '이래서 나는 술을 마실 수밖에 없어.' '도박할 수밖에 없어.'라는 합리화의 도구로 이용되고, 상담자도 중독자의 합리화에 동조하기 쉽다. 종종 심층정신치료만을 원하고 약물치료나 회복을 위한 행동(AA나 중독 교육 프로그램 참석, 일지 작성 등)을 거부하는 내담자가 있다. 이는 치료 상황을 '입맛에 맞게' 조작하고자 하는 중독성 사고의 교묘한 계책일 수 있다.

중독 치료에서 대원칙은 일단 중독 물질과 행위에서 벗어나는 것이다. 그러기 위한 내담자의 내면 동기와 손을 잡고 벗어나기 위한 행동을 시도하도록 촉진해야 한다. 일정 기간 이상 안정적으로 단주가 유지될 때 심층정신치료를 통해 당사자의 내면에 대한 깊은 이해를 도모할 수 있다. 이러한 맥락에서 동기면담은 심층정신치료와 조화를 이루며 내담자의 새로운 삶을 응원하는 변화의 첫 단추이다.

7. 동기면담에서 가장 중요한 것: 공감

동기의 두 가지 측면인 변화 필요성과 자기효능감을 이끌어 내려면 어떻게 대화해야 할까? 내담자의 내적 · 외적 상황을 '내담자의 입장'에서 이해하는 것, 바로 공감이 가장 중요하다.

[그림 2-5]에서 두 사람은 같은 것을 보고 있다. 같은 숫자를 보고도 한 사람은 6이라고 읽고 다른 한 사람은 9라고 읽는다. 어느 한쪽이 틀린 걸까? 각자 서 있는 위치에서는 옳다. 같은 사안을 보고 서로 다르게 이해했지만 어느 쪽도 틀리지 않다는 것이다. 이때 서로 틀렸다며 논쟁을 벌이거나 고쳐 주려고 한다면(교정반사) 갈등만 깊어질 뿐이다. 옳고 그름을 다투는 대신 각자의 위치로 옮겨가서 어떻게 보이는지 보고 '네 자리에서는 정말 그렇게 보이는구나!'라고 받아들이는 것이 공감이다.

상대방의 견해가 우리의 그것과 다르다고 해서 공감할 수 없는

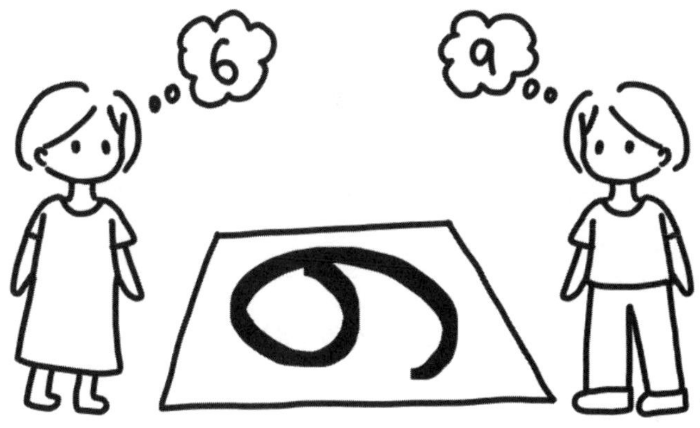

[그림 2-5] **숫자 6을 사이에 둔 두 사람**

것은 아니다. 공감은 상대방의 말이 무조건 옳다고 인정하거나 동의하는 것은 아니기 때문이다. 즉, 상대방의 생각이나 감정의 옳고 그름을 판단하지 않고, 당사자에게는 그렇게 느껴지고 그렇게 생각할 수 있다는 것을 이해하는 것이다.

우리는 각자 타고난 성격도, 자라온 배경도, 현재 처한 상황도 모두 다르다. 처음부터 모든 것을 완벽하게 공감할 수는 없다. 이해되지 않는 부분, 공감하기 어려운 부분에는 '빠진 고리'가 있기 마련이다. 대화를 통해 빠진 고리를 탐색하다 보면 공감할 수 있는 것이 늘어난다. 이러한 과정은 당사자에게도 자기 자신을 이해하고 공감하는 기회를 준다. 또한 스스로를 인정하거나 용서할 수 없어 그러한 고통을 피하고자 중독에 탐닉하는 경우도 있다. 내담자를 이해하고자 하는 상담자의 시도와 노력은 내담자에게 '내 이야기를 들어 주는 사람이 있다, 나를 이해해 보려는 사람이 있다'는 긍정적인 감정 경험과 좋은 관계로 이어지고, 나아가 안전한 관계

안에서 자신의 가치관을 탐색하고 삶의 방향를 재검토하는 기회를 준다.

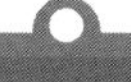

사례로 이해하는 동기면담 1

공감과 사례개념화

내담자: 제가 무슨 알코올 중독자라는 겁니까? 억울합니다. 우리나라에 나만큼도 안 마시는 사람이 없어요. 결혼도 했고 애도 있고 직장도 있는데 내가 무슨 중독자라는 건지 모르겠네요.

상담자 1: B님은 동의하기 어려울 수도 있겠지만, 저는 B님이 중독 문제가 있다고 생각합니다.

문제를 부인하는 내담자에게 어떤 방식으로 중독에 관한 이야기를 꺼내야 할까? 특히 관계를 맺기 시작한 상담 초반이라면, 바로 중독에 대해 이야기하기보다 내담자의 말 속에 숨은 '공감 포인트'를 찾아야 한다.

상담자 2: 그렇게 느끼셨군요. B님 주변에는 B님만큼 술을 마시는 분이 많이 계신가 봅니다.

내담자: 제 할아버지도, 제 아버지도 상당한 주당이었습니다. 그들에 비하면 저는 새발의 피죠.

상담자 2: 할아버님과 아버님이 주당이셨군요. 어쩌면 B님은 어린 시절부터 술이 매우 가깝다고 느꼈을지도 모르겠습니다.

내담자: 아니요. 아버지가 술로 돌아가셨기 때문에 저는 술을 정말 싫어했어요. 군대에 다녀와서도 술을 마시지 않았다고요. 아버지가 돌

아가시며 가세가 기울었고, 그걸 일으켜 세우려면 제가 정신 바짝 차리고 일을 할 수밖에 없었습니다. 배운 건 없고 영업 일로 성공하려면 술을 마시지 않을 수 없었습니다. 마누라도 지금 저렇게 잘 사는 게 누구 덕인지 모르고 저러는 거예요.

상담자 2: B님께 가족은 정신 바짝 차리고 지켜야 하는 소중한 존재셨나 봅니다. 그렇게 애써 지켜 낸 가족이 이제 와서 B님이 문제라고 하니 많이 속상하셨을 것 같네요.

상담자 2는 내담자의 중독 문제를 바로 직면하는 대신, 내담자가 자신이 중독자가 아니라고 내세우는 근거가 있을 것이라 생각하고 내담자의 마음을 탐색하였다. 상담자 2는 내담자의 입장에서 내담자의 이야기에 공감하지만, 내담자의 말에 동의한 것은 아니다. 하지만 내담자가 술에 가까워진 계기를 이해하게 되었다.

이러한 대화가 쌓이면, 내담자의 현 상황을 유전적 취약성, 성장 배경, 인생의 역경과 극복 과정, 심리적 취약성 등의 다양한 시각으로 이해할 수 있게 된다. 이것을 '사례개념화(case formulation)'라고 한다.

※ **B의 사례개념화**: B는 음주 문제가 있던 할아버지와 아버지 밑에서 태어나 음주 문제에 유전적으로 취약했을 것이다. B는 평소 과음으로 가족을 괴롭히고 마지막에는 술로 세상을 떠난 아버지처럼 살고 싶지 않다는 마음을 가지고 있었다. B는 음주 문제로 가장 노릇을 못 하는 아버지 대신 맏아들인 자신이 어머니와 형제들을 챙겨야 한다는 부담감과 책임감을 가지고, 고등학교를 졸업하자마자 중소기업 공장에 취직하였다. 업무 능력과 성실함을 인정받아 빠르게 승진하며 영업부에 배치되었고, 자신의 능력을 믿어 준 사장에게 보답하고자 영업 현장에서 최선을 다하였다. 매일 퇴근이 늦어지고 주말에는 술병이 나서 아이들과 놀아 주지 못해 죄책감은 있었지만, 돈을 많이 벌어서 가족에

게 보상하는 마음으로 살아왔다. 하지만 술을 마시는 날이 늘어나면서 알코올에 대한 내성과 금단 증상이 발생하였다. 금단 증상을 피하고자 해장술을 마시기 시작하면서 업무에 문제가 발생하기 시작하였다. B는 출근만 제대로 하면 된다는 생각으로 아침마다 억지로 출근했으나, 회사에서는 B의 업무 능력 저하를 알게 되었고, 아침마다 술 냄새를 풍기며 출근한다는 주변의 증언에 따라 B에게 술을 자제하라고 요청하였다. B는 술을 줄여 보려 했으나, 일단 한 잔이 들어가면 목표치인 1병을 훨씬 넘기는 날이 많았고, 다음 날 아침에 해장술을 마시지 않으면 불안, 손 떨림, 메슥거림이 심해져 견디기가 힘들었다. 지속되는 업무 효율 저하로 직장에서 알코올 중독 치료를 받지 않으면 업무에서 배제하겠다는 경고를 받고 가족과 함께 내원하였다.

상담자가 자신의 가치관으로 내담자를 판단하는 대신, 내담자의 배경과 상황에 근거하여 내담자를 이해하고자 한 결과물이 사례개념화이다. 사례개념화는 내담자의 음주를 합리화하려는 것이 아니다. 어떠한 이유라 하더라도 자신이나 타인을 망치는 행위를 정당화할 수는 없기 때문이다. 사례개념화는 상담자에게는 내담자를 이해할 수 있는 기회를 주고, 내담자에게는 자신의 감정과 생각을 스스로 품어 주는(자기 수용과 인정) 기회를 준다. 자기 수용과 인정은 강력한 치료 효과를 가지며, 앞으로 어떻게 살아 나갈지를 진지하게 고민할 마음의 공간을 마련하는 데 필요하다.

8. 동기면담의 적응증

2013년에 출시된 『동기강화상담: 변화 함께하기』 제3판의 저자 서문에 따르면, 1991년 출판된 『동기면담』 제1판은 주로 중독 문제에 초점을 맞췄지만, 2002년의 제2판은 다양한 문제 영역에서 변화가 필요한 사람들이 변화를 실행에 옮길 수 있도록 대상을 확장했다고 한다(Miller & Rollnick, 2013). 이 책에서는 중독에서의 동기면담을 다루고 있지만, 동기면담은 중독뿐만 아니라 전반적인 정신건강 영역에서 내담자를 도울 수 있다. 정신과 상담을 찾게 되는 '정서적 고통'은 우리의 몸과 마음의 변화를 시작하는 동력이기 때문이다.

상담 현장에서 변화에 관한 대화가 필요한 상황은 크게 두 부류로 나뉜다.

첫째, 변화를 시작해야 하는 상황이다. 치료의 시작은 삶의 큰 변화를 수반한다. 정기적으로 진료를 보거나 약을 먹는 새로운 '치료 행동'을 시작해야 할 뿐만 아니라, 이전과는 다른 생활습관에 적응해야 한다.

둘째, 변화된 행동을 유지해야 하는 상황이다. 새로운 생활습관을 형성하고 지속하기 위한 동기를 반복해서 점검하고 강화해야 한다. 정신과의 대표 질환인 조현병을 예로 들어 보겠다. 처음 조현병을 진단받았다면 약물치료와 함께 정기적인 검사와 진료를 받아야 하고, 급성기 치료 이후 재활치료로 이어지기 위한 생활 환경을 조성해야 한다. 또한 재발을 막기 위해 약물치료 유지, 흡연과 음주 자제, 규칙적인 생활, 자기주장하기 등의 새로운 생활습관을 형성하고 지속하는 것이 중요하다. 동기면담은 내담자의 가치관에 부합하는 삶의 방향을 함께 탐색하고 변화대화를 이끌어 냄으로써 새로운 삶의 방식으로 전환하고 이를 유지하도록 돕는다.

중독의 치료도 이와 마찬가지이다. 단주 결심에 이를 때까지 가치관에 부합한 삶의 모습과 양가감정을 탐색하고 내면의 동기를 이끌어 낸다. 일단 음주를 멈춘 후에는 음주하지 않고 지내는 새로운 삶의 시도마다 득과 실을 함께 탐색한다. 단주를 유지하고 있을 때는 변화를 이루어 낸 현 상황의 이점과 중독되었던 과거의 고통을 기억하며 변화 유지의 동기를 공고히 한다. 위기 상황이거나 재발했을 때는 현 상황의 고통과 과거 단주를 통해 얻은 평온함을 기억하게 하며, 궁극적으로 내담자가 가고자 하는 길이 무엇인지 탐색하고 결정하는 것을 돕는다.

생각해 볼 이야기 4

동기면담의 금기

적응증이 있다면 금기가 있는지도 생각해 볼 만하다. 이 질문은 한 센터에서 강의 후 수강생 선생님에게 받은 것이다. 다음과 같은 사례에서는 동기면담이 효과를 발휘하기 어렵다.

첫째, 내담자의 지적 기능이 낮은 경우이다. 내적 동기와 변화 행동을 연결하는 통합 사고 기능의 저하, 충동 억제 능력의 저하 등의 선천적·후천적 지적 기능 저하가 있다면 동기면담을 통한 행동의 변화를 도모하기보다 환경 조성이나 행동수정요법(behavioral modification), 수반성 치료(contingency management) 등이 더 효과적일 것이다.

둘째, 환청, 망상, 사고 장애(thought disorder), 우울, 불안 등의 증상 변화를 상담의 목표로 하는 경우이다. 이때는 약물치료, 인지행동치료, 행동 활성화, 정신분석적 정신치료 등 증상을 완화하는 치료 기법이 효과적이다. 동기면담은 환청을 줄이는 것을 목표로 하는 것이 아니라 환청을 줄이기 위한 약물치료를 시작하는 것(변화의 시작)과 치료를 유지(변화의 유지)하는 데 도움을 줄 수 있다. 이 부분을 헷갈리지 않는 것이 중요하다.

셋째, 집단에서 동기면담은 개별 접근만큼 효과적이지 않다. 집단원의 동기 수준이 모두 다르고, 같은 변화의 단계에 있더라도 각자 초점을 맞춰야 할 사안이 다르기에 집단원 간의 공감이나 유대, 보편성, 조언과 격려, 희망 고취 등 집단치료의 긍정적인 가치를 활용하기가 어렵다. 그래도 반드시 집단에서 동기면담을 해야 한다면 변화단계의 수준이 비슷한 구성원을 모집하는 것이 나을 것이다.

제3장

동기면담의 정신과 과정

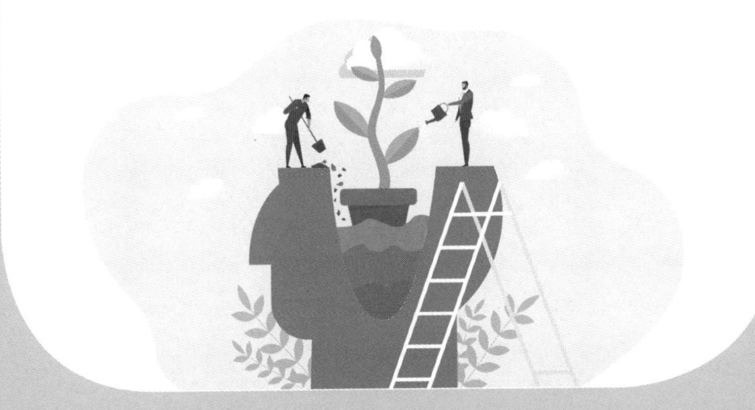

"심한 알코올 중독에 걸렸다 회복되는 데는 어느 정도 시간이 걸리며, 누구든지 이런 과정에 있는 사람은 '따뜻한 간호'와 배려가 필요하다."

(Alcoholic Anonymous World Service, 1975)

1. 동기면담의 세 가지 요소

이 장에서는 동기면담의 세부 요소를 살펴보겠다. 추상적인 내용이기에 사례를 통해 이해를 돕고자 한다.

동기면담을 다른 상담과 구분하는 세 가지 요소는 다음과 같다([그림 3-1] 참조).

첫째, '변화대화'이다. 변화대화는 '변화에 찬성하는 모든 종류의 표현'이다. 변화대화는 내담자에게서 나오는 것으로, 변화대화

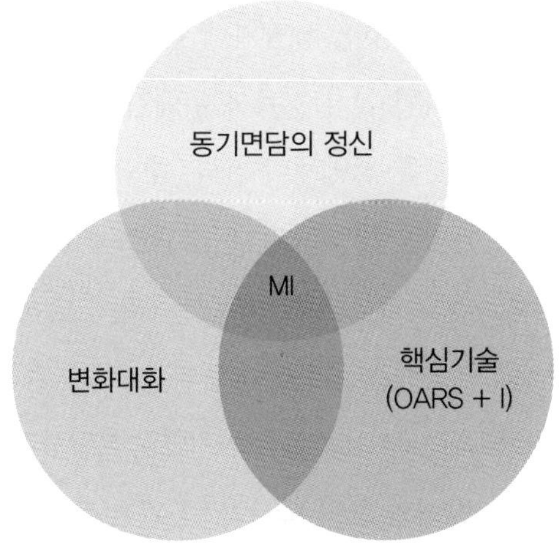

[그림 3-1] **동기면담의 세 가지 요소**

의 주어는 '나(내담자)'이고 행동을 나타내는 동사가 포함되어 있기에 대개 현재 시제로 표현된다. 변화대화는 위험한 행동을 줄이고, 더 나은 결과를 낳는 중요한 치료 요인이다(Apodaca & Longabaugh, 2009; Magill et al., 2018). 따라서 동기면담은 변화대화의 순간을 놓치지 않기 위해 특별히 집중한다.

둘째, 관계를 형성하고 변화대화를 이끌어 내는 핵심기술이다. 『동기강화상담: 변화 함께하기』 제3판에서는 열린 질문하기(Open questions), 인정하기(Affirming), 반영하기(Reflecting), 요약하기(Summarizing)의 네 가지를 핵심기술로 정의하고, 영어 단어의 앞글자를 따서 OARS라고 부른다. 『동기강화상담 기술훈련: 실무자 워크북』 제2판에서는 반영하기를 반영적 경청(Reflective listening)이라 표현하고, OARS에 정보 교환하기(Information exchange)를 더해 OARS+I를 핵심기술로 설명한다.

정보 교환하기가 왜 핵심기술에 포함될까? 상담자는 정신건강 영역의 전문가이기 때문이다. 상담자에게서 직접 전달되는 정신건강 관련 정보는 일반적인 건강 정보와 무게감이 다르다. 따라서 듣는 이를 배려하여 정보를 전달해야 한다. 내담자가 듣고 싶지 않거나 아직 소화하기 어려운 정보라면 좀 더 부드럽고 소화할 만한 수준으로 조정해야 한다. 또한 정보의 무게에 압도당하지 않게 정보를 '거절'할 수 있는 여지도 남겨 줘야 한다.

셋째, 동기면담의 정신(MI spirit), 즉 동기면담 상담자가 가져야 할 마음가짐과 태도이다. 밀러와 롤닉 박사는 "동기면담 정신이 없다면 동기면담은 대상자를 속여서 그들이 원하지 않는 것을 하도록 만드는 교활한 속임수, 또 다른 교정반사가 될 수 있다."라고 말한다(Miller & Rollnick, 2013, p. 15). 많은 연구에서 동기면담에 부합하는 상담자의 행동(therapist MI-consistent behavior)이 내담자의 변화대화를 유발하고, 동기면담에 부합하지 않는 상담자의 행동(therapist MI-inconsistent behavior)이 나쁜 결과와 관련이 있다고 하였다(Magill et al., 2018). 동기면담에 부합하는 상담자의 행동 근거가 동기면담의 정신이다. '정신'으로 번역된 원어는 spirit(영혼)이며, 영혼(靈魂)의 사전적 정의는 '육체에 깃들어 마음의 작용을 맡고 생명을 부여한다고 여기는 비물질적 실체'이다. 동기면담의 정신은 동기면담에 '생명을 불어넣는' 핵심이다. 동기면담의 정신을 기반으로 하지 않는다면 변화대화나 핵심기술도 얕은 눈속임밖에 되지 않는다.

2. 동기면담의 정신

동기면담의 정신이란 동기면담 상담자가 가져야 할 마음가짐과 태도로, 동기면담의 철학이라고 할 수 있다([그림 3-2] 참조).

첫째, '협동(partnership)'이다. 이는 내담자와 상담자의 관계가 일방적으로 지시하고 따르는 관계가 아니라 두 전문가의 협동 관계라는 뜻이다. 내담자는 자기 자신에 대한 전문가이고, 상담자는 정신건강 영역의 전문가이다. 따라서 상담자는 내담자에게 변화가 '벌어지게' 만드는 것이 아니다. 내담자와 '함께', 내담자를 '위한' 변화를 만들어 가야 한다.

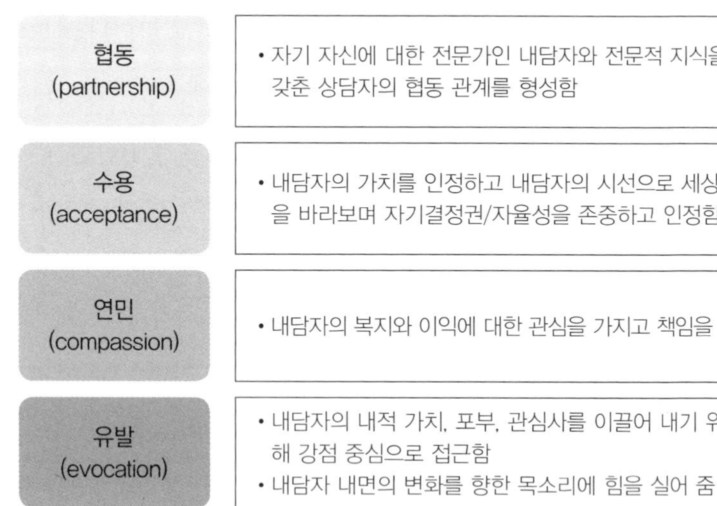

[그림 3-2] 동기면담의 정신

둘째, '수용(acceptance)'이다. 여기서의 수용은 앞서 이야기한 '공감'의 확장된 개념으로 이해할 수 있다. 수용에는, ① 절대적 가치, ② 정확한 공감, ③ 자율성 지지, ④ 인정이라는 네 가지 측면이 있다. 내담자에게 고유의 가치와 잠재력이 있음을 인정하고(절대적 가치), 내담자의 시선으로 세상을 바라보고 내담자의 상황에서 '그럴 만하다'는 확신을 전달해야 한다(정확한 공감). 또한 내담자가 자기 일을 스스로 결정할 자율성과 자기결정권을 가지고 있음을 인정하고(자율성 지지), 내담자의 강점과 노력을 찾아내고 인정해야 한다.

셋째, '연민(compassion)'이다. 여기서 연민은 상대방에게 동정(同情, sympathy)하는 것이 아니다. 동정은 남의 어려운 처지를 자기 일처럼 딱하고 가엾게 여기거나 그러한 사정을 이해하고 정신적으로나 물질적으로 도움을 베푸는 것이다. 동정은 이타적인 감정이지만, 함부로 동정했다간 불쾌한 도움을 줄 수도 있고, 상황에 따라 교정반사가 될 수도 있다. 연민의 국어사전적 정의는 '불쌍하고 가련하게 여김'이지만, 영어사전적 정의는 '아프거나 굶주렸거나 곤란에 처한 사람을 돕고자 하는 감정(a feeling of wanting to help someone who is sick, hungry, in trouble, etc.)'이다. 내가 보기에 상대방에게 필요할 것 같은 도움을 함부로 판단하고 베푸는 대신, 상대방의 복지와 필요에 관심을 두고 필요한 도움을 모색하는 것이 연민의 정신이다.

예를 들어, 중독치료자는 단주의 이점을 알고 있기에 내담자의 회복을 위해 단주를 변화의 목표로 삼고 싶어 한다. 하지만 어떤 내담자는 '단주'라는 목표에 적대감을 표현하거나 치료 자체를 포기하기도 한다. 단주라는 목표가 내담자의 복지와 필요에 근거를 두고 함께 탐색하는 과정에서 도출되지 않는다면 교정반사가 될 뿐이다.

넷째, '유발(evocation)'이다. 많은 사람이 동기가 '결핍'되어 있어서 변하지 않는다고 착각한다. 하지만 '공부하라'는 잔소리가 아이를 공부하게 하지 않듯이 '이렇게 변해야 한다'는 잔소리를 심는 것만으로 사람이 변하지 않는다. 잔소리를 피하고자 잠시 공부하거나 공부하는 척을 할 것이고, 잔소리가 멎으면 공부를 하지 않으며 나중에는 아무리 잔소리를 해도 공부하지 않게 된다. 동기면담은 강점 중심 접근을 전제로 한다. 각 사람은 고유의 장점, 내적 가치, 포부, 관심사를 가지며, 다른 사람의 그것과 다를 수 있지만 다르다고 틀린 것은 아니다. 동기면담에서는 각 사람의 고유한 가치관과 삶의 목표를 추구하고자 하는 동기를 유발하고, 이를 추구하는 데 도움이 될 만한 강점을 찾아내어 활용하도록 촉진함으로써 변화를 도모한다. 나아가 가진 자원을 동원하여 새로운 강점을 함양하게 도움으로써 한 단계 높은 변화를 향한 동기를 이끌어 낼 수도 있다.

유발 정신은 양가감정과 맞물려 있다. 변화에 강하게 저항하는 마음에도 아주 작은 '변화를 향한 목소리'가 있기 마련이다. 몇 개월째 술독에서 빠져나오지 못하는 사람도 술이 깨고 고통스러운 짧은 순간에 '정말 이렇게 살아야 하나' 생각한다. 동기면담 상담자는 내담자의 마음 한쪽을 차지하고 있는 '변화를 옹호하는 목소리'와 손을 잡고 그 목소리에 힘을 실을 수 있게 노력해야 한다. 반대로, 변화를 진지하게 마음먹고 있어도 언제든 '정말 할 수 있을까, 정말 필요할까'와 같은 회의적인 목소리가 들릴 수 있다. 이러한 목소리를 잘 들어 주지 않으면 결정적인 순간에 변화를 주저하거나 중독이 재발하는 걸림돌로 작용할 수 있다. 따라서 동기면담 상담자는 항상 변화를 향한 두 가지 마음 모두에 귀를 기울이고, 변화를 옹호하는 목소리에 힘을 실어 주어야 한다.

동기면담의 정신이 동기면담의 전제 조건은 아니다. 이러한 마음가짐을 완벽하게 준비할 때까지 내담자를 만나지 않는 것보다, 내담자를 있는 그대로 이해하고자 대화를 이어 나갈 때 동기면담의 정신에 더 가까워진다. 상담 과정에서 실수했다면 다음에는 같은 실수를 반복하지 않도록 노력하고, 내담자에게 사과할 수 있다면 솔직하게 사과할 때 상담자의 마음속에 동기면담의 정신이 점점 더 깊게 뿌리내릴 것이다.

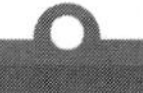

사례로 이해하는 동기면담 1

동기면담의 정신

상담자 1

내담자: (자리에 앉자마자) 제가 무슨 술 문제가 있다고요. 알아서 조절할 수 있다는데 왜 여기까지 데려온 건지 모르겠습니다.

상담자 1: 그렇게 말씀하시지만, 결국 C님을 위한 말이 아니겠습니까?

내담자: 그건 맞습니다만…….

상담자 1: 가족들에게 C님께서 최근 간경화 진단을 받으셨다고 들었습니다. C님의 간경화는 술이 원인이지요. C님은 일단 술을 입에 대면 멈추기가 힘들다고 하시더라고요.

내담자: 틀린 말은 아니지만, 제가 알아서 조절하려고 했어요. 선생님께는 죄송하지만 여기까지 올 일은 아니라는 말입니다.

상담자 1: 현재 C님께서 조절해서 될 수준은 넘어선 것 같습니다. 일단 간경화가 되면 악화되는 건 순간이니까 돌아가실 위험도 있고요.

내담자: 그렇게 말해도 지금 당장 술을 끊지는 못해요. 그렇게 할 생각도 없고요.

상담자 1: 여기 오시는 분들이 그렇게 많이 말씀하십니다. 하지만 막상 술을 끊어 보니 지내기가 훨씬 낫다고도 하시고요. 제가 도와드릴 테니 한번 금주해 보면 어떠시겠어요? C님이라면 충분히 가능하실 것 같은데요.

내담자: 이게 그렇게 쉽게 이야기할 일인가요. 어이가 없네요.

상담자 2

내담자: (자리에 앉자마자) 제가 무슨 술 문제가 있다고요. 제가 알아서 조절할 수 있다는데 왜 여기까지 데려온 건지 모르겠습니다.

상담자 2: 우선, 오늘 시간을 내서 와 주셔서 감사합니다. C님께서 괜찮으시다면 오늘 여기에 어떻게 오게 되셨는지 말씀해 주실 수 있으신가요?

내담자: 아니, 제가 알코올 중독이라잖아요. 어이가 없어서. 술이 나쁜 거 몰라서 안 끊나요. 저도 나름대로 노력했는데 간경화가 와서 충격이라고요. 더 열심히 노력할 겁니다.

상담자 2: 간경화 진단에 많이 놀라셨나 봐요. 간경화 진단을 받고 더 노력하겠다고 말씀하시는 걸 보니 C님께서는 술이 원인이라고 하시는 것 같습니다. 술을 조절하기 위해 어떤 노력을 해 보셨나요?

내담자: 주량 조절, 주종 변경, 시간 정해 두고 마시기, 주말에만 마시기, 웬만한 건 다 해 봤어요.

상담자 2: C님도 술을 줄이는 데 매우 진지하셨네요. 그 말씀은 어쩌면 술이 C님의 삶에 별로 좋지 않은 영향을 미쳤다고 하시는 것 같기도 하고요.

내담자: 그건 맞아요. 저도 알아요. …… 한 번씩 제가 너무할 때가 있어요. 그래서 더 노력한다고 이야기한 거고요.

상담자 2: C님의 말씀을 들어 보니 비록 C님께서 스스로 여기 오신 것은 아니지만, C님도 본인의 음주에 대해 진지하게 고민하고 조금이라도 덜 마셔 보고자 노력을 많이 하셨던 것 같습니다. 하지만 그 노력만큼 잘 되지 않아서 누구보다 속상하셨던 것 같고요. 제가 이해한 것이 맞나요?

내담자: 맞아요. 어떻게 해야 하나요? 그렇다고 제가 중독은 아니잖아요?

상담자 1과 2는 모두 내담자의 음주 문제를 걱정하고 있다. 상담자

1은 상담자와 가족의 입장을 내세우며 내담자의 행동 변화를 강요하는 반면, 상담자 2는 동기면담의 정신을 바탕으로 내담자의 상황을 이해하고자 노력하고 있다. 내담자가 자기 자신에 대한 전문가라는 것을 인정하는 협동, 내담자의 입장을 이해하고자 하는 수용, 내담자의 복지와 필요를 최우선으로 하는 연민, 내면의 동기를 유발하는 것까지 짧은 상담에서 모두 드러난다.

동기면담의 정신은 '빠른 문제 해결'과는 다소 거리가 있다. 지금은 돌아가는 것 같고 불필요해 보이는 대화가 나중에는 서로 연결되어 내담자를 이해하고 내담자의 변화를 이끌어 내는 주춧돌이 된다.

3. 동기면담의 네 가지 과정

변화에 단계가 있듯이 동기면담에는 네 가지 과정(process)이 있다([그림 3-3] 참조). 동기면담의 네 가지 과정은 변화의 다섯 단계와 밀접하게 연관되어 있지만, 항상 함께 가는 것은 아니다.

첫째, 관계 형성하기(engaging)이다. 누군가를 처음 만날 때는 서로를 탐색하고 잘 지낼 수 있을 것인지, 나아가 자신에게 도움이 될지 판단하는 과정을 거친다. 중독 문제로 처음 상담자를 만나는 내담자는 상담자가 자신을 비난 · 훈계하거나 변화를 강요할 것이라 예상한다. 그러다 보니 내담자는 아예 말을 하지 않거나, 반대로 상담자나 가족이 예민한 것이라고 날카롭게 비난하기도 한다. 이렇게 상담자는 내담자가 병식이 없다고 느끼고 더 강하게 변화를 밀어붙이기 쉽다.

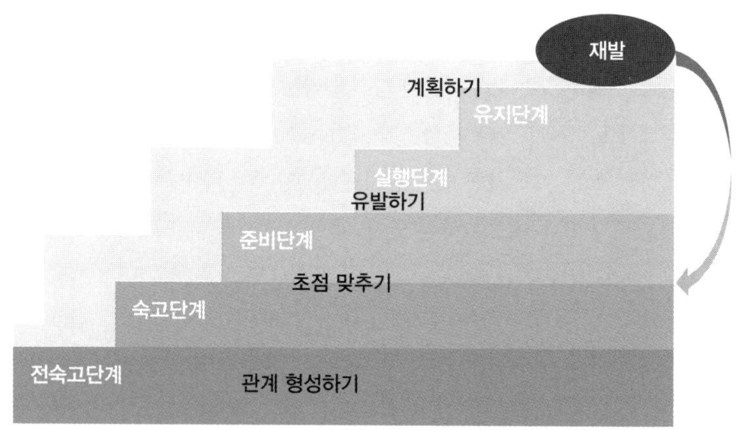

[그림 3-3] **동기면담의 과정과 변화의 단계**

내담자는 상처받을까 두려워하며 온 힘을 다해 방어한다. 동기면담 상담자는 이러한 마음에 공감하고, 비판단적 · 인간적인 호기심으로 접근해야 한다. 그러다 보면 내담자도 서서히 마음을 열게 된다. 아무리 의도가 선하더라도 내담자에게 전달되지 않으면 아무 의미가 없다. 상담자의 따뜻한 마음이 잘 전달되도록 부드러운 표정과 말투를 사용하고 단어를 고르며, 눈 맞춤을 하고 고개를 끄덕이는 등의 비언어적 표현에 신경을 써야 한다.

상담자와 좋은 관계가 형성되면, 내담자가 지금 당장 행동을 바꿀 생각은 아니어도 다음 상담으로 이어질 가능성이 크다. 상담이 유지된다면, 내담자와 상담자 모두 이해하고 변화할 기회를 얻게 된다. 첫 상담에서는 '다음 상담으로 연결하는 것'을 목표로 하면 자연스럽게 긍정적인 관계를 형성할 수 있다.

둘째, 초점 맞추기(focusing)이다. 어느 정도 안정적인 관계가 형성되면 무엇에 관한 이야기를 할지 결정하는 과정으로 이어진다. 초점 맞추기는 '변화 목표'에 초점을 맞추는 과정이다.

중독 문제로 상담을 왔더라도 내담자가 말하고자 하는 내용, 변화를 원하는 부분에서 대화가 시작된다. 술을 끊지 못하는 이유가 가족과의 갈등이라고 한다면 가족 관계에 관한 이야기를 하게 되는 것처럼 말이다. 한편, 상담자가 다루고 싶은 이야기도 있다. 가족과의 갈등으로 인한 내담자의 고통은 이해하지만, 그것을 핑계로 계속 술을 마시는 것이 갈등의 원인이어서 결국 술 이야기를 다뤄야 하는 것처럼 말이다. 상담자와 내담자 간에 초점이 다를 때 어떻게 하면 좋을지는 제5장에서 자세히 이야기하겠다.

셋째, 유발하기(evoking)이다. 변화 목표에 초점을 맞췄다면 내담자의 동기를 이끌어 내야 한다. (동기는 심어 주는 것이 아니라 이끌어 내는 것이다!) 유발하기를 통해 내담자 스스로가 변화의 이유와 필요성, 가능성 있는 방법 등을 구체화하고 발전시킨다.

음주가 문제라고 인지하지 않는 내담자에게는 문제를 직면한다고 해서 바로 동기가 유발되지 않는다. 음주가 내담자의 삶에 미친 영향(특히 어려움과 손실에 초점을 맞춰서)과 단주가 내담자의 삶에 미칠 영향(특히 이득과 장점에 초점을 맞춰서)을 함께 탐색함으로써 내담자는 자연스럽게 자신에게 도움이 되는 변화의 방향을 찾고 스스로를 설득하게 된다.

넷째, 계획하기(planning)이다. 동기가 강화되면 자연스럽게 '왜'에서 '어떻게'로 초점이 이동한다. 계획하기는 구체적인 행동 계획을 세우는 과정이다. 하지만 상담자나 타인이 세워 주는 계획을 내담자가 실천하는 것이 아니라 내담자에게서 계획이 나오므로 본인에게 가장 잘 맞는 방법을 스스로 선택하는 것이 중요하다.

내담자에게 변화는 불편하고 두렵다. 내담자는 상대방과 관계가 안전하다고 느껴야 불편하거나 두려운 이야기를 할 수 있다. 내담자와 상담자의 관계가 불안정해지면 상담이 중단되고, 이는 변화 과정의 중단으로 이어진다. 준비단계에 와서야 숨어 있던 양가감정이 드러나기도 하는데, 내담자를 혼란스럽게 하는 양가감정을 잘 다루려면 긍정적인 관계가 필요하다. 또한 재발했을 때도 관계가 매우 중요하다. 내담자는 재발을 기꺼이 털어놓을 수 있는, 재발을 비난하지 않고 이야기를 들어 주는 상담자에게 마음을 열 수 있다. 따라서 동기면담의 과정에서 관계 형성하기는 항상 가장 중요하고, 언제든 관계에 어려움이 있다고 느껴진다면 긍정적인 관계를 재형성하는 것을 최우선순위로 두어야 한다.

동기면담의 네 가지 과정은 한꺼번에 진행되거나 서로 영향을 미치면서 되풀이된다. 상담자와 내담자가 관계를 완벽하게 형성해야지만 초점을 맞추거나 계획을 세울 수 있는 것은 아니다. 관계 형성하기는 항상 진행 중이기 때문에 관계를 형성하면서 초점을 맞추거나 동기를 유발할 수 있고, 반대로 변화 행동을 계획하다가도 관계가 불안정해진다면 관계 형성하기의 기본으로 돌아오면 된다.

4. 동기면담의 회기 흐름

동기면담의 각 회기는 어떻게 흘러갈까? 동기면담은 '변화'에 관한 대화이다. 변화의 주체는 내담자이기에 [그림 3-4]처럼 내담자의 '자발성'에 초점을 맞춰 동기면담을 풀어 갈 수 있다.

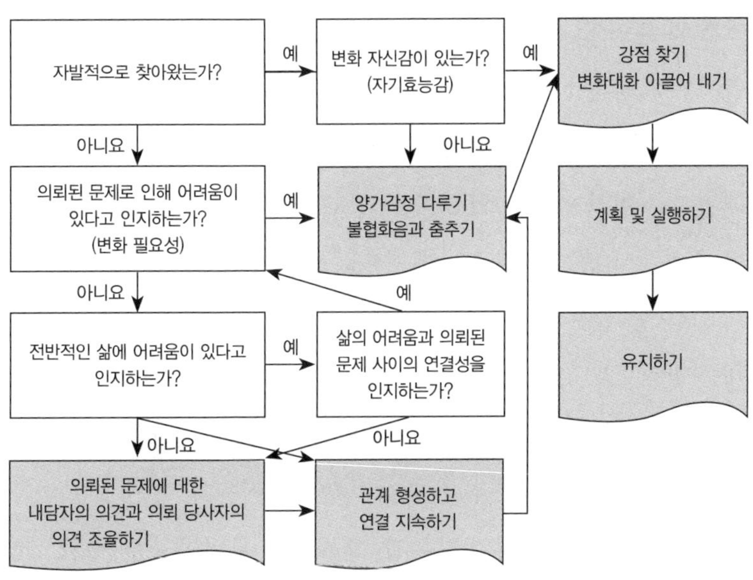

[그림 3-4] **자발성에 초점을 맞춘 동기면담의 흐름**

가장 먼저 고려할 사항은 내담자가 '스스로 찾아왔는가'이다. 내담자가 자발적으로 상담자를 찾아왔다면 스스로 문제를 자각하고 있다는 면에서 최소한 숙고단계에 있다고 볼 수 있다. 변화의 필요성(중요성)을 인정하는 상태이기에 변화에 어느 정도 자신 있는지(자기효능감)를 함께 점검한다. 자기효능감도 있다면 자신감에 근거가 될 만한 강점을 탐색하고, 변화대화를 이끌어 내고 동기를 유발하여 계획하기로 나아갈 수 있다.

내담자가 자발적으로 오지 않았다면 내담자를 상담에 오게 한 이유(의뢰된 문제)로 인해 삶에 어려움이 있다고 느끼는지 확인한다. 스스로 오지 않았더라도 음주, 도박 등의 의뢰된 사유와 연관된 생활의 어려움(직장을 포함한 사회생활, 학업, 경제 상태, 건강, 관계 및 감정의 고통 등)은 느낄 수 있다. 대화를 통해 내담자는 의뢰된 문제와 내담자가 걱정하는 생활 문제 사이의 연관성을 알게 된다. 이때 양가감정이 드러난다. 문제는 알았고 변화해야 한다는 것도 머리로 이해했지만 변하고 싶지 않을 수도 있고, 본인도 문제라고 생각했으나 주변에서 변화를 강요당해 불협화음이 발생할 수도 있다. 따라서 다음 할 일은 양가감정과 불협화음을 파악하고 동기를 이끌어 내는 방식으로 다루는 것이다.

의뢰된 문제로 인한 생활의 어려움도 부인한다면, 전반적인 삶에 어려움이 있는지 확인한다. 현재 삶이 만족스러운지, 어떤 점은 만족스럽고 어떤 점은 그렇지 않은지, 그 이유는 무엇인지 탐색하다 보면 자연스럽게 현재 삶과 원하는 삶의 방향에서 일치하지 않는 부분이 있음을 알게 된다. 삶의 불만족스러운 부분과 의뢰된 문제는 연결되어 있을 가능성이 크다. 내담자가 이 연결성을 인지한다면, 변화의 필요성에 관한 대화로 이어질 수 있다.

내담자가 의뢰된 문제와 삶 전반의 불만족에 대해 모두 부인하고 어떠한 상담의 필요성도 느끼지 않는다면, 상담자는 마치 벽에 부딪힌 느낌이 들 수 있다. 이때는 동기면담의 연민 정신을 떠올리면 좋다. 상담은 상담자의 필요나 이익을 위한 것이 아니며, 아무리 훌륭한 상담자도 대화를 거부하는 사람을 상담으로 도울 수는 없다. 내담자의 의견을 존중하고, 나중에라도 이야기할 마음이 생기면 언제든 다시 찾아올 수 있게 적대적이지 않은 관계를 형성해야 한다. 중요한 문제라면 지금이 아니어도 반드시 다시 이야기해야 할 때가 온다. 그때 조금 더 빨리 찾아올 수 있도록 문을 열어 두는 것이 상담자의 중요한 역할이다. 이 시점에 내담자의 의사에 반하는 입원을 결정해야 할 수도 있다. 그런 경우라도 동기면담적으로 내담자에게 정보를 전달하고 내담자의 자율성을 존중하는 것이 중요하다(☞ 제4장의 〈사례로 이해하는 동기면담 4〉 '원치 않는 정보 전달하기' 참조).

모든 상담이 이와 동일한 흐름으로 흘러가는 것은 아니지만, 이러한 맥락을 기억한다면 자발성, 변화 필요성, 자기효능감, 양가감정, 불협화음, 삶의 목표와 가치 등 동기면담에서 중요하게 다루는 주제를 기억하는 데 도움이 될 것이다.

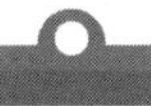

사례로 이해하는 동기면담 2

동기면담의 흐름

상담자: 안녕하세요. 오늘은 어떻게 오셨나요?

내담자: 주변에서 상담해 보라고 해서 왔습니다. 제가 술을 마시면 자꾸 필름이 끊겨서요.

상담자: 그러셨군요. D님께서 말씀하셨던 음주 후 필름이 끊기는 것에 대해

주변에서 걱정하며 상담을 권하셨다는 것으로 이해했습니다. 그러시다면 D님은 전혀 그럴 필요가 없는데 주변의 권유로 오셨다는 말씀이실까요? [자발성 확인]

내담자: 꼭 그런 것은 아닙니다. 저도 어느 정도 걱정은 하고 있었는데 아내가 먼저 여기서 상담을 받았다고 하면서 같이 가자고 하더군요. 그래서 오게 됐습니다.

상담자: 그러시군요. 괜찮으시다면 구체적으로 어떤 일이 있었는지 말씀해 주실 수 있으신가요? [문제 행동과 삶의 어려움 연관성 탐색]

내담자: 술을 매일 마시는 건 아닌데, 한번 마실 때 좀 많이 마셔서 거의 필름이 끊깁니다. 다음 날 일어나 보면 기억나지 않는 통화 기록이 가득해서 부끄러울 때도 있고요. 술값을 제가 계산했는지 카드값 문자를 보고 놀라기도 하고요. 자주 있는 일은 아니어서 그러려니 하고 살았는데, 최근에는 음주 상태로 운전을 했더라고요. 대리기사를 부르지도 않았는데, 집까지 차를 타고 온 것을 보고 놀라서 이대로는 안 되겠다는 생각이 들었습니다.

상담자: 그러셨군요. D님께서도 상당히 놀라고 당황스러우셨나 봅니다. 몇 가지 더 구체적으로 여쭤 봐도 될까요? 필름 끊김은 얼마나 자주 있나요?

내담자: 솔직히 술을 마시면 거의 100%입니다. 그래서 가능하면 술자리를 피하려고 하는데 저도 사람인지라 가끔은 되게 마시고 싶더라고요. 그러고 나면 반드시 사고가 나요.

상담자: 이야기를 들어 보니 D님도 주변분들 말씀처럼 필름 끊김이 문제라고 생각해서 술자리를 피하려 노력하셨던 것 같습니다. [내담자의 노력 인정]

내담자: 네, 맞아요. 2병 정도 마시면 필름이 끊기거든요. 그래서 1병만 마셔야지 하고 다짐하면서 술자리에 나가는데, 막상 마시다 보면 1병에서 멈추지 못하고 필름이 끊기고 나서야 훨씬 많이 마신 걸 알게 돼

요. 매번 후회하는데 막상 어떻게 해야 할지 잘 모르겠더라고요. 그러다 보니 여기까지 흘러온 것 같네요.

상담자: D님은 어떻게 해야 한다 또는 어떻게 하고 싶다 하는 생각이 있으셨나요? [변화 필요성, 자기효능감 탐색]

내담자: 정해진 양만큼 딱 마시면 좋을 것 같아요. 그런 방법이 있으면 알려 주셨으면 좋겠어요. 때로는 술을 마시지 말아야 이런 일이 생기지 않을 거라 생각합니다. 하지만 술을 어떻게 안 마십니까?

상담자: D님 마음에는 술을 마시고 싶은 마음과 같은 고생을 하는 것이 싫어 술을 마시고 싶지 않은 마음의 두 가지 마음이 서로 줄다리기를 하는 것 같네요. [양면반영]

내담자: 네, 정말 맞아요. 술을 마시지 않으면 간단한데, 저는 술을 마시지 않을 자신이 없어요.

상담자: 누구나 한 가지 상황에서 서로 부딪히는 두 가지 마음을 느낄 수 있어요. 그것은 정상입니다. D님이 술을 마시지 않을 자신이 없다고 하시면서도 술을 마시고 싶지 않은 마음이 드는 데는 어떤 이유가 있을까요? [양가감정 탐색]

내담자 D는 온전히 자발적으로 온 것은 아니지만, 음주 후 필름 끊김으로 인해 생활에 어려움이 반복되는 것을 걱정하고 있었다. 음주로 인해 삶에 어려움이 있다는 것과 변화의 필요성도 인정하지만, 강력한 양가감정으로 인해 변화를 결심하기 어려워한다. D씨가 느끼는 양가감정은 단주에 관한 자기효능감과 연관이 있는 것처럼 보인다. 이제 상담자는 양가감정과 단주효능감이 낮은 이유를 탐색하고 숨은 변화대화를 찾아내어 동기를 향상시키는 방향으로 대화를 이어 갈 수 있다. 처음 온 내담자와 어디서부터 이야기를 풀어 가면 좋을지 막막할 때, 이러한 흐름을 활용한다면 중요한 내용을 놓치지 않고 대화할 수 있다.

제4장

동기면담의 핵심기술

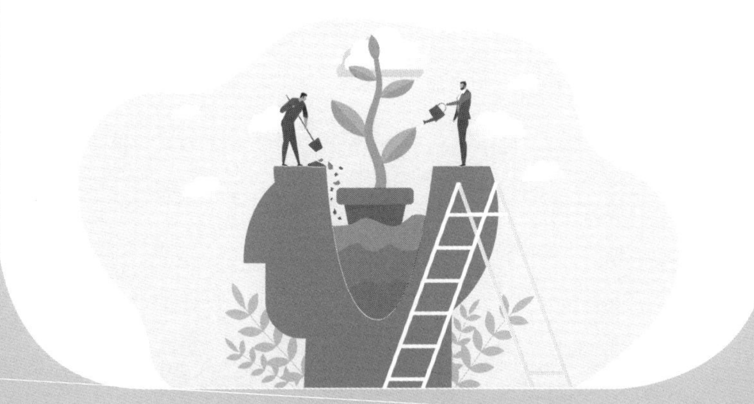

"어떤 조건에서도 우리는 그 사람을 비판하거나 논쟁하지 않는다. …… 우리의 할 일을 하기 위해 그 사람을 만나는 것이지, 그 사람에게 무엇을 가르치려는 목적은 아니다. 우리의 태도가 온화하고 솔직하고 명랑하다면, 만족할 만한 결과를 얻을 수 있을 것이다."

(Alcoholic Anonymous World Service, 2001)

1. 동기면담의 핵심기술

동기면담은 변화를 이뤄야 할 내담자만의 특별한 이유(가치)를 이끌어 내고 강점을 이용해서 변화 행동으로 연결하도록 돕는 대화의 방식이다. 동기면담의 핵심기술은 '변화대화'를 최대한 이끌어 내고 '유지대화'를 줄이는 것을 목표로 한다. 이러한 기법은 동기면담에만 한정되지 않고 내담자의 복지에 초점을 두는 모든 상담에서 활용할 수 있다. 이 장에서는 동기면담의 다섯 가지 핵심기술을 사례와 함께 소개하고자 한다.

2. 핵심기술 1: 열린 질문하기

열린 질문(Open Questions: O)은 '왜' '어떻게'라는 의문사가 포함된 질문이다. '왜' '어떻게'는 상담자에게는 내담자를 구체적으로 이해하는 기회가 되고, 내담자에게는 자기 자신을 탐색해 볼 기회가 된다. 뿐만 아니라, 같은 내용을 묻는 질문이라도 닫힌 질문(예/아니요로 대답하는 질문)과 비교할 때 어감에 차이가 있다.

상담자 1: 본인에게 술 문제가 있다고 생각하시나요?

상담자 2: 본인의 음주에 대해 어떻게 생각하시나요?

두 상담자 모두 '당신의 음주에 대해 탐색해 보자'는 의도로 질문하였다. 하지만 내담자의 느낌과 대답은 차이가 크다. 닫힌 질문을 받는 내담자는 예, 아니요 말고는 할 말이 없고, 상담자도 내담자의 대답 이후 대화를 이어 가기 어렵다. 반면, 열린 질문은 거부감이 덜하고, 대답 이후에 탐색 질문을 이어 가기가 좋다.

또한 열린 질문은 상담이 정체될 때 다시 흘러가게 돕는다. 어떤 상담에서도 잠깐의 정적이 있을 수 있다. 말이 끊긴 것일 수도 있고, 한쪽이 일방적으로 압박을 받고 있다고 느낀 것일 수도 있다. 아니면, 충분히 이야기하고 잠시 만족감을 느끼고 있거나 상대방의 반응을 기다리고 있는 것일 수도 있다. 예상되는 이유가 있더라도 예단하는 대신, "방금 어떤 느낌이 드셨나요?"나 "어떤 생각이 들었나요?"라고 열린 질문을 한다면 대화를 부드럽게 진전시키기가 훨씬 쉬워진다.

'왜'와 '어떻게'는 상황의 이유를 묻는 의문사지만, 국어로는 '어떻게'가 더 부드럽다. 만약 '어떻게'를 도무지 연결할 수 없다면 '~한 이유'로 바꿔 평서문의 형태로 질문할 수도 있다. 예를 들어, "왜 그렇게 생각하시나요?" 대신에 "어떻게 그렇게 생각하게 되셨나요?"로, "왜 술을 끊어야 한다고 생각하시나요?" 대신에 "어떤 이유로 술을 끊고 싶다고 생각하셨나요?"로, "왜 술을 계속 마시나요?" 대신에 "술을 계속 마시는 이유가 있을 것 같습니다."로 바꿔서 말할 수 있다.

3. 핵심기술 2: 인정하기

인정하기(Affirming: A)는 내담자의 긍정적인 면을 인정하는 것이다. 역경에 대처해 온 적응적인 대처 방식, 과거의 성공 경험, 성격적 강점, 가용 자원 등 변화를 지지하는 요소는 무궁무진하다. 상담자가 내담자에게 직접 강점을 물어봄으로써 인정할 수도 있고, 상담자가 변화에 이점이 되는 성격적 특성(끈기, 열린 마음, 진지한 태도, 도움 청하기, 작은 시도 등)을 발견했다면 이를 인정할 수도 있다.

긍정적인 면은 구체적으로 인정해야 한다. 장점이 많다, 잘 하고 있다는 모호한 칭찬보다는 "진료 약속을 잘 지키는 것을 보니 약속을 매우 중요하게 생각하고 잘 지키려 노력하시는 것 같습니다." "가족의 권유에 따라 상담에 오신 것을 보니 가족과의 관계를 잘 유지하고자 노력하시는 것 같습니다."와 같이 상담자가 강점의 근거를 함께 말하는 것이 좋다.

명시적으로 인정하는 것도 중요하다. 아무리 좋은 마음도 말로 전달하지 않으면 알아차릴 수 없다. 말을 듣고 끄덕이는 것에 머물지 말고 내담자의 말을 적극적으로 반영함으로써 '당신의 이야기를 진지하게 듣고 있다.' '당신의 이런 점이 훌륭하다고 생각한다.'는 메시지를 확실하게 전달해야 한다.

인정하기에서 주어는 '당신'을 사용한다. 보통 상담에서는 '나 메시지(I-message, '나'를 주어로 하는 문장) 사용을 권한다. '당신(You)'으로 시작하는 문장은 상대방의 속성을 단정 짓거나 공격적으로 들릴 수 있기 때문이다. 하지만 인정하기의 내용은 '긍정적인 면'이기 때문에 긍정적인 속성이 내담자에게 내재화되도록 '당신'을 주어로 한다. 만약 내담자가 인정할 것 같지 않다면 '나 메시지'를 통해 부드럽게 전달하며, 내담자에게 동의하지 않을 권리를 남겨 둘 수도 있다.

강점을 발견하는 것이 어려울 때도 있다. 하지만 동전에 양면이 있듯이, 부정적으로만 보이는 것에도 잘 찾아보면 긍정적인 면이 있다(긍정적으로만 보이는 것도 취약한 점을 가지고 있다는 의미이기도 하지만, 여기서는 긍정적인 면에 관해서만 이야기하겠다). 즉, 부정적이거나 저항적인 행동도 재구성하기에 따라 인정하기의 대상이 될 수 있다.

예를 들어, 내담자가 음주를 지속하면서 상담에 계속 온다면, 상담자는 '말도 안 들으면서 상담에는 오는 이유를 모르겠다'는 생각이 들 것이다. 하지만 상담에 온다는 것은 무언가 도움이 필요하다는 표현이다. 이럴 때는 "비록 술을 마시지만 계속 진료에 오시는 것은 어쩌면 도움을 받고 좀 더 나은 삶을 살고 싶다는 마음도 함께 있다는 뜻인 것 같네요."라고 인정함으로써 진료에 꾸준히 오는, 변화에 가까운 행동을 인정하는 기회로 이용할 수 있다. '할 말이 없다'는 말은 '할 말이 없다'는 내담자의 생각을 '말'로 표현한 것이라고 이해할 수 있다. 이때는 "할 말이 없다고 솔직하게 말씀해 주셔서 감사합니다."라고 표현함으로써 '솔직함'이라는 긍정적인 속성이 내담자에게 내재화되도록 도울 수 있다.

사례로 이해하는 동기면담 1

인정하기

사례 1

내담자: 솔직히 제가 단주를 계속할 수 있을지 모르겠어요.

상담자: '계속'이나 '평생'이라는 단어가 조금 무겁게 느껴지셨을지 모르겠어요. 그러고 보니 E님께서 한동안 담배를 피우다가 지금은 끊으셨다고 들었는데 어떻게 그렇게 하신 건가요? [과거의 성공 경험을 통한 긍정적인 속성 탐색]

내담자: 어느 날 담배 냄새가 정말 역겹게 느껴졌어요. 갑자기 이걸 내가 왜 피고 있나 싶었어요. 그 길로 끊었어요. 며칠 금단 증상이 있었어요. 그래도 피우지 않았어요. 다시는 그 냄새를 맡고 싶지 않았거든요.

상담자: E님께서는 한번 하겠다고 마음먹은 일은 어떻게든 해내는 분이시군요. 니코틴 금단 증상이 정말 힘들다고 하는데, E님은 정말 단호하고 한동안 금연을 유지할 정도로 끈기가 있으신 것 같습니다. [결단력과 끈기라는 성격적 장점 인정]

사례 2

내담자: 지난주에 이야기했던 일기를 적어 보긴 했는데, 다 하진 못했어요.

상담자: E님께서 저의 제안을 진지하게 고민하고 해 볼 수 있는 일은 해 보려 하셨군요. [변화 시도 인정]

사례 3

내담자: 사실 아직도 도박을 하고 있어요. 저도 너무 괴로워요.

상담자: 그러셨군요. 그럼에도 불구하고 상담 시간을 놓치지 않으셨다니 E님

께서 단도박을 위해 시간을 투자하고 계속 고민하고 계신 거네요. [단도박 의지 인정] 그리고 제게 말씀해 주지 않으셨다면 저는 끝까지 몰랐을 텐데 솔직하게 말씀해 주셔서 감사합니다. [정직 인정]

사례 4

상담자: E님이 지난 한 주간 단주를 유지할 수 있었던 비결이 있을까요?

내담자: 글쎄요. 그냥 약속을 지키고 싶었어요.

상담자: 저와, 그리고 E님 스스로와 한 약속을 잘 지켜 주셨군요. [약속을 지킨 것을 인정]

사례 5

상담자: 지난 한 달간 어떻게 지내셨나요?

내담자: 한 번 엄청 위기가 있었어요. 진짜 술을 마실 뻔했는데, 아내가 옆에서 잡아 줬어요. 너무 고마웠어요.

상담자: E님께는 E님의 회복을 돕는 든든한 가족이 있고, E님도 가족의 도움을 받아 단주를 유지하기 위해 노력하셨군요. [가족 자원과 도움을 청하는 행동 인정]

정직, 적절한 도움 청하기, 자신의 행동에 책임지기, 꾸준히 치료받기는 중독의 회복을 돕는 중요한 장점이다. 내담자의 행동에서 이런 점이 드러날 때 구체적·명시적으로 인정함으로써 회복을 위한 중요한 마음가짐이 내담자에게 내재화되도록 한다.

4. 핵심기술 3: 반영하기

반영하기(Reflecting: R) 또는 반영적 경청(Reflective listening)이란 상담자의 마음을 거울 삼아 내담자의 마음을 비춰 함께 관찰하는 것이다. 반영하기의 목적은 내담자의 이야기를 경청하고, 상담자의 이해와 공감을 전달함으로써 의사소통을 도모하고, 대화가 진행되는 것을 돕는 것이다.

반영하기에서 가장 중요한 동기면담의 정신은 '수용'이다. 내담자의 시선으로 세상을 바라보려면 우리의 관점을 일시 정지시켜야 한다. 상담자에게도 고유의 가치관과 우선순위가 있으며, 이는 내담자의 그것과 다르다는 것을 반드시 기억해야 한다. 반영할 때는 '나(I)'를 사용함으로써 '상담자가 이해한' 내담자의 가치, 신념, 감정, 생각, 욕구를 반영하고 있음을 전달해야 한다.

반영하기는 반영의 깊이에 따라 내담자의 말을 그대로 되풀이하는 얕은 반영인 '단순반영(또는 표면반영)'과 내담자의 말에서 뚜렷하게 드러나지 않은 의도, 소망, 감정, 욕구 등을 추측하는 '심층반영'으로 나눌 수 있다. 단순반영은 내담자에게 상담자가 내담자의 말을 경청하고 있고 다음 대화를 기다린다는 것을 전달한다. 심층반영은 상담자가 이해한 내담자의 신념과 가치관, 느낌, 감정, 욕구를 전달함으로써 이해의 폭을 넓힌다. 항상 심층반영이 좋은 것은 아니다. 친밀도에 따라, 회기의 진행 상황에 따라, 다루고 있는 주제에 따라 반영의 깊이를 다르게 해야 한다.

생각해 볼 이야기 1

반영하기의 표현

아무리 상담자의 주관을 일시 정지시킨다고 해도 반영하기는 내담자의 내적 상황을 추측해서 이야기하는 것이기에 항상 옳을 수는 없다. 또한 아무리 옳은 말도 상황에 따라서는 비수처럼 날카롭게 들리고 상처가 될 수도 있기에 내담자에게 동의하지 않을 여지를 남겨야 한다. 따라서 '~같다' '~라고 말씀하시는 것 같다'와 같은 가설의 형식으로 반영함으로써 상담자가 잘못 이해한 것이라면 제대로 이해할 수 있게 알려 달라는 메시지를 함께 전달한다. 이때 다음과 같은 표현을 활용해 볼 수 있다.

F님은 ~라고 말씀하시는 것 같네요.

제가 이해하기로 F님은 ~이신 것 같네요.

F님의 관점에서 보면 ~이신 듯하네요.

F님은 ~라고 믿고 계신 것 같습니다.

~가 F님께 매우 중요한 것으로 들립니다.

F님은 ~라고 느끼신다고 이해했습니다.

말씀을 들어 보니 F님은 ~라는 것 같네요. 제가 이해한 것이 맞나요?

어쩌면 F님께는 ~이 매우 중요하신가 봅니다.

출처: 신수경, 조성희(2015). p. 170 발췌 · 수정하여 재인용.

내담자의 성장 배경, 성격적 특성이 중독 문제와 함께 반복적으로 드러나는 경우, 내담자의 무의식적인 측면을 심층반영하기도 한다. 예를 들어, 'F님께서는 술을 마시면 항상 행방불명이 되는 아버지에게 불안을 느끼며 성장했는데, 어쩌면 현재의 F님이 느끼는 감정을 F님의 자녀분들이 느끼고 있을지도 모르겠다는 죄책감을 술로 풀고 있다고 말씀하시는 것 같습니다'는 내담자 F의 오랜 무의식적 불안과 같은 일이 반복되고 있는 것을 반영[정신분석적 용어로는 '해석(interpretation)']하는 것이다. 이러한 심층반영은 내담자에게 강력한 충격으로 다가올 수 있다. 따라서 심층반영을 할 때는 두 가지 주의점이 있다.

첫째, 의식 표면에 가까운 곳에서부터 반영해야 한다. 첫 상담부터 내담자의 은밀한 욕구나 소망을 심층반영한다면 내담자는 공격당하거나 침범당했다고 느낄 수 있다. 특히 깊은 신념이나 은밀한 욕구를 반영할 때는 상담에서 여러 차례 등장해서 내담자도 어렴풋이 눈치챘을 수도 있는, 의식과 무의식 사이의 '전의식(preconcious)' 수준의 것을 반영하는 것이 좋다.

둘째, 회기에 충분한 시간이 남아 있을 때 반영해야 한다. 심층반영 후 충분히 이야기를 나누고 생각을 정리할 시간이 부족하다면, 상담 후 내담자가 스스로 감당하기 어려운 감정에 고스란히 노출되고 방치될 수 있다. 이는 마치 오래돼서 곪은 상처의 고통을 제대로 짜내지 못한 채 다시 봉합하여 속에서 다시 곪게 만드는 것과 같다.

반영하기는 앞서 언급한 단순반영과 심층반영 외에도 반영하는 방식에 따라 확대반영, 축소반영, 양면반영으로 구분된다. 확대반영은 내담자의 진술을 확대해서 반영하는 것으로, 내담자의 단호하거나 저항적인 표현(대개 불협화음의 결과로 나타나는 것)을 더욱 강조함으로써 내담자에게서 '내가 정말 그 정도인가' 하고 스스로를 돌아보게 한다. 축소반영은 내담자의 진술을 약간 낮은 강도로 반영하여 대화를 이어 나갈 수 있게 만들어 준다. 특히 불협화음이 나타났을 때 축소반영은 내담자의 강렬하고 부정적인 감정 표현을 누그러뜨리며 자기 성찰의 기회를 준다. 축소반영의 변형으로 '방향을 틀어 동의하기'가 있다. 이는 내담자의 욕구에는 동의하되 문제 행동에는 동의하지 않거나, 상황 변화가 있다면 내담자의 행동 변화가 수반될 수 있을 것을 추측함으로써 변화대화를 이끌어 낸다. 양면반영은 내담자의 말에서 드러난 양가감정의 양면을 모두 반영함으로써 변화대화에 힘을 실어 줄 수 있다.

사례로 이해하는 동기면담 2

반영하기

사례 1

내담자: 선생님은 제 도박에 대해 뭘 알고 싶으시죠? 전 할 말이 전혀 없는데요.

상담자 1: G님은 도박에 대해 별로 이야기하고 싶지 않으신가 봅니다. [단순반영] 어쩌면 G님은 여기서 도박에 관해 이야기해도 큰 도움이 되지 않을 것이라 느끼시는 것 같네요. [심층반영]

상담자 2: 도박에 대해 할 이야기가 없으시군요. [단순반영] G님께서는 적어도 지금은 무언가가 변하기를 원치 않는다고 말씀하시는 것 같습니다. [축소반영]

내담자는 상담자와 거리를 두고 날카롭게 말하고 있다. 상담자는 내담자의 강경한 태도에 교정반사하는 대신, 먼저 내담자의 말을 그대로 반영함으로써 분위기를 누그러뜨린다. 그리고 내담자의 현상 유지 욕구를 '지금'이라는 시간에 한정하여 축소반영함으로써 대화를 이어 가고자 한다.

사례 2

상담자 1: 자해를 하면 어떤 느낌이신가요? [열린 질문]

내담자: 자해를 하면 아프기는 해요. 근데 정말 시원해요. 어쨌든 고통은 잊어버릴 수 있고 마음도 편해지고, 어떤 날은 살아 있다는 느낌도 받고요.

상담자 1: G님께서는 고통을 잊고 마음이 편해지고 살아 있다는 느낌을 받고 싶으셨나 봅니다. [단순반영] 그만큼 G님의 삶이 고통스럽고 잊고 싶은 것이 많다는 말씀처럼 들리네요. [심층반영] 그렇지만 몸이 아프기도 했다니 어쩌면 자해를 하고 싶은 마음과 자해를 하고 싶지 않은 마음이 함께 있었는지도 모르겠어요. [양면반영]

상담자 2: G님께서 마음이 편해지고 살아 있다고 느낄 수 있는 좀 더 안전한 방법이 있다면 시도해 볼 수도 있다고 말씀하시는 것 같네요. [축소반영]

내담자는 자해에 대해 양가적인 마음을 모두 표현한다. 상담자 1은 교정반사하는 대신 두 가지 마음을 모두 반영함으로써 내담자에게 성찰의 기회를 제공한다. 상담자 2는 마음이 편해지고 싶다는 욕구에는 동의하되, 문제 행동에는 동의하지 않는 '방향을 틀어 동의하기' 기법을 사용함으로써 변화대화를 이끌어 낸다. 'G님의 마음이 편해지고 살아 있다고 느낄 수 있을 만한 다른 방법이 있는지 궁금해지네요.'라고 말할 수도 있다.

사례 3

내담자: 선생님이 제 삶을 책임질 수 있어요? 이런 입원이 제 삶을 완전히 망가뜨리면 어떻게 책임지실 거예요?

상담자 1: 입원이 G님의 삶을 망가뜨릴까 봐 많이 걱정되시나 봅니다. [심층반영] 오로지 이 입원만으로 G님의 삶이 완전히, 다시는 회복하지 못할 정도로 망가질 거라고 말씀하시는 것 같고요. [확대반영]

상담자 2: G님께서는 입원이 G님의 삶을 어렵게 할까 걱정된다고 말씀하시는 것 같습니다. [축소반영] 어떤 어려움이 예상되세요?

내담자는 본인의 의사에 반하는 입원에 강하게 반발하고 있다. 상담자 1은 내담자의 상황을 증폭시키는 확대반영을 하고 있고, 상담자 2는 상황에 대한 감정을 축소시키는 축소반영을 하고 있다. 내담자의 의사에 반하는 결정을 내릴 때, 대수롭지 않은 일로 상황을 축소하거나 내담자의 불쾌한 감정을 증폭한다면 대화를 이어 나가기가 어려울 수 있다.

사례 4

내담자: 저는 술 문제가 없어요. 주변에서 오해하는 거라고요. 사실 저보다 가족이 더 문제가 많아요.

상담자: G님께서는 스스로 술 문제가 없다고 확실하게 믿고 계시는 것 같네요. [확대반영] 그러면서도 G님의 음주에 대해 주변에서 비난하는 것이 신경 쓰이시는 것 같습니다. [심층반영]

내담자는 자신이 변화할 필요성을 부인하고 있다. 상담자는 내담자가 문제를 부인하는 상황을 증폭하고 숨겨진 감정을 확대반영함으로써 내담지가 스스로를 돌아볼 기회를 제공한다.

사례 5

내담자: 제가 정말 술을 끊을 수 있기는 한가요?

상담자: G님은 술을 끊을 방법이 있는지 정말 궁금하신 것 같습니다. 방법이 있다면 해 보고 싶은 마음도 있다고 하시는 것 같고요. [심층반영]

내담자가 단주효능감에 의문을 품고 있는 유지대화처럼 보이지만, 술을 끊을 수 있는지 묻는 것은 숨은 변화대화일 가능성이 크다. 따라서 상담자는 단주 시도나 방법에 대한 진지한 고민과 욕구를 반영하였다.

5. 핵심기술 4: 요약하기

요약하기(Summarizing: S)는 내담자와 상담자 간의 대화 내용을 요약하는 것이다. 요약하기는 상담에 전환점과 이정표를 제시하고, 상담자가 내담자의 이야기를 경청했다는 것을 전달하고 정확하게 이해했는지 확인하는 과정이다. 따라서 반영하기가 한 시점(time point)의 내담자의 마음을 반영하는 것이라면, 요약하기는 내담자의 현 상황(state) 전체를 반영하는 것이다. 내담자는 자신의 이야기를 타인을 통해 들음으로써 이해받았다고 느끼고, 자기 자신을 객관적인 시각에서 바라보게 된다.

요약하기는 간결하고 시의적절해야 하며 요약할 내용을 적절하게 선택해야 한다. 그래서 요약하기를 '꽃다발 만들기'에 비유한다. 꽃집에서 꽃다발을 주문하면 꽃집에 있는 꽃을 몽땅 꽂아서 다발로 만들어 주지 않는다. 꽃다발의 성격, 받는 이의 선호, 현재 가용한 꽃과 장식물의 종류, 예산 등을 종합하여 꽃다발을 만들어 준다. 꽃다발의 성격은 요약하기의 종류로, 받는 이의 선호는 내담자의 현 상황에서 소화해 낼 수 있는 내용으로, 가용한 꽃과 장식물의 종류는 그 시점까지 상담을 통해 획득한 정보로 그리고 예산은 내담자의 변화단계로 이해할 수 있다. 아무리 예쁜 꽃이어도 꽃다발의 전반적인 분위기에 어울리지 않으면 다발에 들어갈 수 없는 것처럼, 중요한 대화 내용이어도 현 시점의 요약 취지에 맞지 않는다면 따로 다루는 것이 좋다.

내담자는 요약하기를 통해 많은 정보를 한꺼번에 듣게 된다. 따라서 상담자는 요약하기 전에 내담자가 마음의 준비를 할 수 있도록 지금까지 이야기했던 것을 요약해서 전달해도 되는지 먼저 허락을 구한다. 전달 후에는 "이야기를 들어 보니 어떠신가요?" 또는 "제가 이해한 것이 맞나요?"라고 물어봄으로써 내담자가 어떻게 이해하고 느꼈는지에 대한 피드백을 받는다. 타인에게 들은 자신의 이야기는 스스로 생각하거나 글로 쓴 것을 보는 것과 다르게 느껴질 수 있다. 내담자가 정보를 소화하는 데 시간이 필요할 수 있기에 상황에 따라서는 짧게 침묵하기도 한다.

요약하기는 기능에 따라 세 가지로 나뉜다.

첫째, 수집요약(collecting summary)으로, 그간 상담을 통해 수집된 정보를 한데 모아 되돌려 줌으로써 대화를 진전하게 한다.

둘째, 연결요약(linking summary)으로, 현재 시점의 정보를 반영한 후에 과거의 정보와 연결하여 불일치성이나 기타 관계성을 부각한다. 연결할 때는 두 정보의 우열을 판단하지 않고 내담자에게 돌려준다는 의미로 '그리고'를 접속사로 사용하는 것이 좋다.

셋째, 전환요약(transitional summary)으로, 한 회기를 마무리하거나 대화의 내용을 전환하거나 다음 단계로 도약하기 위해 기존 정보와 전환에 관한 정보를 한데 모으는 것이다. 요약하기를 정확히 분류하는 것보다 내담자의 변화를 돕는 방향으로 요약하기를 사용하는 것이 중요하다.

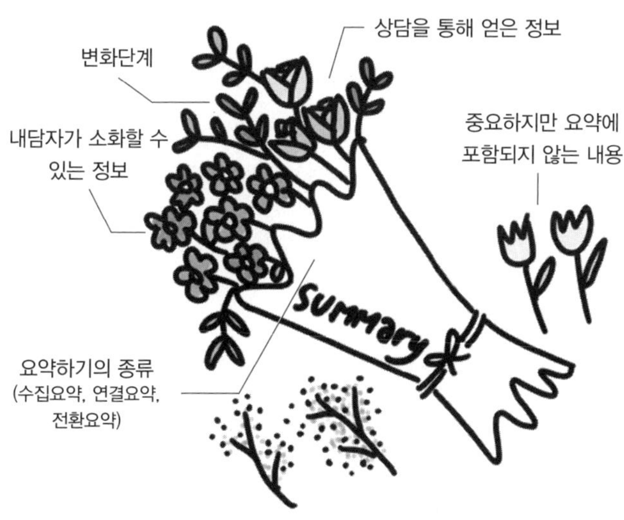

[그림 4-1] **요약하기의 꽃다발**

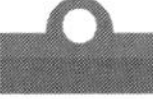

사례로 이해하는 동기면담 3

요약하기

사례 1 **수집요약**

상담자: 이쯤에서 제가 이해한 것이 맞는지 말씀드려도 될까요? H님께서는 비록 본인이 원해서 상담에 오신 것은 아니지만 음주에 대해 진지하게 고민을 하고 계셨던 것 같습니다. 그래서 술을 줄이거나 조절해 보려고 다양한 방법을 사용해 보셨는데 마음처럼 되지 않아서 속상할 때도 있었던 것 같고요. 제가 이해한 것이 맞나요?

상담자는 내담자가 현재의 음주 패턴에 문제가 있다고 느끼고 줄이고자 변화를 시도했다는 점을 수집요약하였다. 이를 통해 내담자가 변화의 필요성을 느끼고 있음을 부각하여 변화대화를 이끌어 내고자 하였다.

사례 2 **수집요약**

상담자: H님에 대해 제가 이해한 것을 한번 요약해 봐도 될까요? H님은 본인의 상황을 개선하고자 진지하게 고민했고 해결책도 찾으려 애를 써 왔던 것 같습니다. 지금까지 삶에서 무언가를 하겠다 마음먹으면 끈기 있게 해 오셨다고, 그렇게 담배도 끊으셨다고 하셨어요. 혹시 이 외에도 H님이 변화해야 하는 시점에 해 왔던 나름의 성공 비법이 있을까요?

상담자는 내담자의 강점을 수집요약하고, 또 다른 강점을 찾기 위한 유발 질문을 한다. 이러한 대화는 변화의 자기효능감을 증진하는 것을 목적으로 한다.

사례 3 **연결요약**

상담자: H님의 말씀을 들어 보니 음주가 H님의 마음을 달래 주고 위로해 주는 친구라고 하시는 것 같네요. 그리고 이 방법에만 너무 의지하는 것 같아 걱정되신다고 하시고요. 두 가지 마음이 함께 있어서 혼란스러우셨을 것 같습니다. [심층반영] 제가 이해한 것이 맞나요?

상담자는 음주에 대한 양가감정을 부각하는 방식으로 연결요약을 사용한 후, 양가감정에 흔하게 동반되는 혼란스러운 감정을 심층반영하였다. 이를 통해 내담자는 자신이 느끼는 복잡한 감정을 이해받았다고 느끼며 자신의 상황을 되돌아볼 수 있게 된다.

사례 4 **전환요약**

상담자: 지금까지 이야기했던 것을 제가 한 번 정리해 봐도 될까요? H님은 음주 후 필름 끊김으로 처음 상담에 오셨고, 음주와 필름 끊김이 H님의 삶에 미친 영향에 관해 제게 말씀해 주셨습니다. H님께 음주는 업무의 한 부분이자 즐거움을 주는 활동이지만, 필름 끊김으로 인해 사업이나 대인관계, 금전적으로 손해를 보고 있어 필름 끊김만은 피하고 싶다고 하셨죠. 그리고 술을 일단 마시면 조절하는 것은 너무 어렵다고 하셨어요. 제가 놓친 부분이 있을까요?

상담자는 음주와 관련된 내담자와의 상담 내용 전반을 통합하고 유발하기의 핵심 질문인 '이제 어떻게 하면 좋을까요?'로 연결하기 위해 전환요약을 사용하였다. 또한 '제가 놓친 부분이 있을까요'라고 물어봄으로써 내담자의 관점을 존중하려는 의도를 전달한다.

6. 핵심기술 5: 정보 교환하기

상담자는 정신건강 전문가로서 다양한 정보를 제공한다. 정보가 넘치는 세상에서 일방적으로 '제공되는' 정보는 인스턴트 식품처럼 빠르게 소비되고 금방 잊힌다. 일시적인 지적 허기를 채울 수는 있지만, 의미 있는 영양원으로 흡수되기는 어렵다.

정보가 일방적이지 않으려면 내담자에게 '개별화된', 즉 내담자의 변화에 도움을 줄 수 있는 정보를 전달해야 한다. 정보가 내담자에게 도움이 될지는 어떻게 알 수 있을까? 내담자에게 물어봐야 한다. 우리가 전달하고자 하는 정보가 내담자가 이미 알고 있거나 별 의미가 없는 정보일 수도 있고, 내담자가 알게 되었을 때 행동 변화를 촉구할 수 있는 정보일 수도 있다. 반면, 내담자가 원치 않더라도 상담자가 꼭 전달해야 하는 정보도 있다. 따라서 우선 내담자의 요구와 필요를 확인하고, 정보를 전달한 후에는 어떻게 이해했는지 점검해야 한다.

동기면담에서는 정보를 '제공'하는 것이 아니라 '교환(exchange)'하는 것으로 이해한다. 정보 교환하기(information exchange)는 E-P-E의 과정을 거친다. 여기서 E는 '끌어내기(Elicit)', P는 '정보 제공하기(Provide)'를 의미한다. 요약하기에서도 먼저 허락을 구하고 나중에는 피드백을 받았듯이, 정보 교환하기에서도 먼저 내담자의 허락을 구하거나 이미 알고 있는 정보의 수준을 파악하고, 정보를 제공한 후에는 피드백을 받는다. 정보 제공하기는 두 개의 E 사이에 내담자의 변화를 도울 정보(P)를 끼워 넣어 보기도 좋고 맛있는 샌드위치를 만드는 것과 같다.

생각해 볼 이야기 2

인터넷에서 얻은 정보는 어떻게 다뤄야 할까

스마트폰으로 어디서든 손쉽게 인터넷을 할 수 있기 때문에 내담자들은 인터넷으로 다양한 정보를 검색해 보고 상담실에 들어온다. 내담자는 "인터넷을 찾아보니 이러저러하게 이야기하던데 정말 그런가요?" "저는 알코올 중독이 아니고 알코올 사용 장애예요. 왜 자꾸 중독이라고 하세요?" "술을 끊을 수 있는 약이 있다는데 진짜인가요?"라고 묻고 상담자의 반응을 살핀다. 때로는 잘못된 정보나 개인의 경험에만 근거한 정보를 자신에게 확대 적용하며 치료의 필요성을 부인하기도 한다.

이럴 때 상담자의 마음은 매우 복잡해진다. 인터넷에 떠도는 근거 없는 정보를 믿거나 왜곡하여 이해하는 모습에 답답하고 화가 나기도 한다. 내담자의 마음을 생각해 보자면, '잘 모르겠으니까' 검색해 보았을 수도 있고 '지금 내 입장을 대변해 줄 다른 의견'이 필요했을 수도 있다. 확실한 것은 인터넷에 있는 무궁무진한 지식도 결국 내담자에게 올바르게 적용되지 않으면 소용이 없다. 상담자의 역할은 정신건강 분야의 전문가로서, 인터넷의 지식을 내담자에게 올바르게 적용할 수 있게 돕는 것이다.

내담자가 인터넷에서 얻은 정보를 이야기한다면, 이는 상담의 걸림돌이 아니라 상담 내용을 확장하고 내담자를 더 깊게 탐색할 수 있는 좋은 기회이다. 가장 먼저 열린 질문으로 인터넷에서 얻게 된 정보에 대한 내담자의 생각, 느낌 등을 탐색한다. "그런 내용을 읽고 나니 마음이 어떠셨어요?" "어떤 생각이 드셨어요?"와 같은 질문은 내담자가 정보를 얻고 난 다음의 반응을 이해하는 데 도움이 된다. 관심이 있어야 검색해 보는 것이므로 내담자가 정확하게 이해한 부분이 있다면 인정해 주고, 가능하다면 변화대화로 연결한다. 내담자가 잘못 이해한 부분이 있다면 함께 그 정보를 읽어 보는 것이 좋다. 특히 감정이 흥분되어 있을 때는 전체 정보를 통합하는 것이 어렵고 단어를 왜곡해서 해석할 수도 있기 때문에 원문을 함께 확인한 후 정확한 정보를 제공하는 것이 좋다.

내담자가 자신의 중독 행위를 합리화하기 위해 인터넷을 인용할 수도 있다. '창의성을 발휘하기 위해' '사교적인 자리를 망치지 않기 위해' 술이나 약물을 사용하는 사람들의 예를 들 수도 있다. 상담자는 열린 질문으로 내담자의 생각과 감정을 먼저 탐색한 후 '비슷한 다른 사람'이 아니라 '내담자 본인'에 대한 이야기를 해 보도록 권유한다. 내담자는 '비슷한 사람들'과는 다른 고유의 존재이며, 비슷한 사람들에게 미치는 술이나 약물의 영향과 내담자에게 미치는 영향은 다르기 때문이다. 중독 물질이나 행위는 내담자의 삶에 다양한 영향을 미친다. 창의성이나 사교 목적으로 이용하더라도 내담자의 삶의 다른 면에 준 고통이 있기 때문에 상담에 온 것이다. 먼저, 내담자가 삶의 여러 면을 통합하여 조망할 수 있도록 다양한 면을 함께 충분히 탐색하고 숨은 변화대화를 찾는다. 그 후에 무엇을 선택할 것인지 스스로 결정하도록 내담자의 자율성을 존중한다.

7. 정보 교환하기의 원칙

정보 전달하기는 상담자의 정신건강의학적 전문성이 발휘되는 핵심기술이다. 정보가 내담자의 마음에 닿고 변화를 돕기 위해서는 다음과 같은 원칙을 지키는 것이 좋다.

● 먼저 허락을 구하기

정보를 전달하기에 앞서 내담자가 정보를 듣기 원하는지 물어보고 허락을 구한다. 허락을 구하는 것은 내담자를 정보 교환의 주체로서 인정하는 것이다.

● 정보를 제공하되 강요하지 않기

정확한 정보를 제공하는 것은 상담자의 역할이지만, 정보를 받아들일지 말지를 결정하는 것은 내담자이다. 정보의 정확성이나 내담자의 부정확성을 두고 논쟁을 벌이는 것은 동기면담의 정신에 부합하지 않는다. 내담자가 반박한다면 '그렇게 생각할 수도 있다'고 유연하게 넘어가고 나중에 다시 이야기할 기회를 모색한다.

● 동의하지 않을 자유 인정하기

아무리 정확한 정보라도 내담자에게 소화할 시간이 필요할 수 있다. 예를 들어, 내담자가 평가 결과를 인정하지 않고 자신은 중독이 아니라고 주장한다면, 내담자와 논쟁하지 말고 동의하지 않을 자유를 인정한다. 이때 내담자가 중독을 어떻게 이해하고 있는지, 중독에 대해 어떻게 느끼는지 탐색한다면 다음 대화로 이어 가기 쉽다.

● 피드백을 구하기

정보가 내담자에게 어떤 의미인지, 어떤 생각이나 느낌이 들었는지 열린 질문을 통해 피드백을 받고 반영한다.

● 정보는 단순하고 명료하게 제공하기

정보를 제공할 때는 가능하면 한 번에 흡수 가능한 정도로 단순하고 명료하게 전달한다. 그러나 단순한 정보라도 내담자의 상황에 따라 상담자가 원하는 만큼 흡수하지 못하거나 상담자의 의도와 다르게 이해할 수도 있다.

정보 교환하기의 원칙은 동기면담의 정신과 맞닿아 있다. 내담자에게 기억되고 동기를 유발하는 '의미 있는' 정보가 전달되도록 상담자는 각별한 주의를 기울여야 한다.

8. 정보 교환하기의 기술

단지 정보를 나열해서는 효과적으로 정보를 전달할 수 없다. 특히 비자발적으로 찾아왔거나, 전숙고단계의 내담자라면 다음과 같은 기술을 적극적으로 활용하는 것이 좋다.

● 다른 내담자의 사례 이용하기

사람들은 자신과 비슷한 사람들이 비슷한 상황에서 어떻게 대처했는지, 어떤 노력을 했는지에 대한 정보에 잘 반응하는 경향이 있다. "당신과 비슷한 고민으로 여기를 찾아오시는 분이 많습니다. 그분들이 어떤 선택을 하시는지 말씀드려도 될까요?"라고 물어봄으로써 내담자가 정보를 편안히 받아들이게 도울 수 있다.

● 다양한 대안 제시하기

현 상황에서 적용해 볼 수 있는 다양한 대안을 제시하고, 현재의 내담자에게 가장 잘 어울리는 방법이 무엇인지 물어본다. 음주 문제를 해결하는 대원칙은 '단주'이지만, 지금 당장 단주 결심하기, 절주 먼저 시도해 보기, 한 달만 단주해 보고 다시 결정하기, 일단 상담만 꾸준히 다녀 보기 등 지금 해 볼 수 있는 대안은 다양하다. 내담자는 다양한 대안 중에서 자신에게 가장 잘 맞을 것 같은 방법을 선택하고, 상담자는 내담자의 자율성을 존중한다. 또한 다양한 대안이 존재하는 것을 인정함으로써 이번에 실패했더라도 다른 방법을 시도해 볼 수 있다는 의도도 전달할 수 있다.

● 내담자의 진술 활용하기

내담자의 진술 중 일반적인 정보와 부합하는 것이 있다면 진술을 활용하여 정보를 전달하는 것이 좋다. 이를테면, "예전에 겪으셨던 것처럼 일단 술을 마시기 시작하면 자제가 되지 않아 그만 마시려 해도 술이 술을 마실 때가 있는데 이것을 '조절 실패'라고 합니다."처럼 말할 수 있다.

● 이미 검증된 지식을 바탕으로 정보 제공하기

내담자에게 관련된 지식이 부족하다면 검증된 지식을 바탕으로 정보를 제공할 수 있다. 하지만 아무리 완벽하게 검증된 정보라도 내담자가 완벽하게 이해하거나 동의하지 않을 수도 있기에 '일반적' '교과서적' 등의 표현을 사용하여 내담자와 불필요한 갈등을 일으키지 않는 것이 좋다. 예를 들면, “일반적으로, 음주로 인한 문제는 음주하지 않으면 발생하지 않기에 단주를 하는 것을 권해 드리는 편입니다.”라고 이야기한다면 “단주하셔야 합니다.”보다 훨씬 부드럽게 정보를 전달할 수 있다.

이러한 원칙과 기술을 기억하는 것이 번거롭고 어렵게 느껴질 수 있다. 그러나 적용해 보면, 이는 어려운 일이 아니고 상담의 분위기를 부드럽게 하는 효과가 있다는 것을 알게 될 것이다.

9. 내담자가 원치 않는 정보 전달하기

때로는 내담자가 원치 않은 정보를 전달해야 할 때도 있다. 원치 않는 입원 결정이나 비밀 보장이 되지 않는 항목에 대한 정보가 여기에 해당된다. 같은 정보라도 전달하는 분위기에 따라 내담자는 다르게 느낄 수 있다. 내담자가 원치 않는 정보를 전달할 때는 상담자도 긴장하게 되고, 긴장을 감추고자 더 강압적인 태도로 전달하기 쉽다. 그럴수록 내담자를 변화의 파트너로서 존중하고 자율성을 지지하는 동기면담의 정신에 입각하여 대화를 나누는 것이 좋다. 결국 변화의 주체는 상담자가 아니라 내담자이기 때문이다.

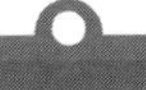

사례로 이해하는 동기면담 4

원치 않는 정보 전달하기

상담자 1: 반드시 입원하셔야 합니다. I님 본인뿐만 아니라 줄줄이 딸린 가족들을 생각해 보세요. 술을 마시지 않겠다고 약속해도 지금까지 이미 지키기 어려웠고 반드시 마시게 될 것이라는 것은 안 봐도 뻔합니다. 입원해서 술 깨고 정신 차려서 새사람이 되어 봅시다.

상담자 2: I님께 꼭 드려야 할 말씀이 있습니다. [끌어내기] I님께서 어떻게 받아들이실지 모르겠지만 제 생각에 I님은 입원을 하셔야 할 것 같습니다. I님은 이번만큼은 반드시 약속을 지키겠다고 하셨죠. 저도 그 마음은 충분히 이해합니다만, 지금 상황에서는 I님의 안전을 지키기 위해서 입원하셔야 한다고 말씀드리는 것이 제 의무일 것 같습니다. 비록 I님께서 원치 않게 입원하시더라도 I님의 마음까지 제 마음대로 할 수는 없습니다. 입원 후 어떻게 지내실지, 앞으로 어떻게 살아갈지는 오로지 I님께만 달려 있습니다. [제공하기] 제 이야기를 들어 보고 어떤 마음이 드시나요? [끌어내기]

상담자 1과 2는 내담자가 자 · 타해 위험이 높아 반드시 입원해야 할 상황에서 정보를 전달하고 있다. 하지만 두 사람의 분위기는 사뭇 다르다.

상담자 1에게서는 '어떻게든 입원시켜야 한다' '반박하지 못하게 해야 한다'는 위압적인 분위기가 느껴진다.

상담자 2는 동기면담의 정보 교환하기에 따라 가장 먼저 상대방의 마음을 준비시키고('꼭 할 말이 있다') 정보를 전달한 후 피드백을 받는다. 정보를 전달할 때도 내담자의 마음을 이해하지만, 상담자로서 어쩔 수 없는 선택이었고, 이 모든 상황에도 불구하고 내담자가 스스로 결정할 수 있는 부분('입원 후 어떻게 지낼지')이 남아 있음을 강조함으로써 내담자의 자율성을 존중한다.

생각해 볼 이야기 3

단 한 번만 기회가 있다면

중독 상담 현장에는, 중독에 대해 한번 이야기하러 와 봤다고 하는 이들이 많다. 속내는 '이번 한 번만 봐줬다, 한 번만 이야기를 들어 보겠다'는 경우가 많은 것 같다. 보통 정신과 상담은 여러 회기에 걸쳐 서서히 관계를 형성하며 깊은 대화를 나누게 된다. 하지만 여러 사정으로 인해 단 한 번밖에 만나지 못한다고 한다면 어떻게 접근해야 좋을까?

1. 객관적 평가의 결과를 알려 주기

대개 첫 상담에서는 중독이나 정서 상태에 대해 간단한 설문지를 포함한 기본적인 평가를 하게 된다. 초반의 날카로운 분위기가 약간 누그러질 정도의 시점에서 평가 결과에 대해 언급한다.

"상담실에 들어오기 전에 간단한 설문지를 작성하셨죠? 힘들지는 않으셨나요? 결과가 어떻게 나올 것 같으세요?"로 내담자의 호기심과 정보에 대한 궁금증을 유발한다. 그다음에 'OO점 이상을 음주 문제가 있다고 본다'는 일반적인 정보와 함께 내담자의 검사 결과를 전달한다.

2. 피드백받기

"결과를 들은 후 어떤 느낌이세요?" 또는 **"어떤 생각이 드세요?"**라고 물어본다.

1) 내담자가 결과를 받아들일 때

내담자가 검사 결과가 심각하다고 여기고 걱정이나 우려를 표현한다면 숙고단계라고 볼 수 있다. 이때는 변화대화와 동기를 이끌어 내며 변화의 필요성과 자기효능감을 높인다.

2) 내담자가 결과를 인정하지 못할 때

내담자가 검사가 잘못됐다고 반박하거나(부인), 검사 결과에 대해 걱정하지 않는다고 한다면 전숙고단계라고 볼 수 있다. 이때는 내담자에게 반박하거나 논쟁하지 않고 '그렇게 느낄 수 있다'고 내담자의 반응을 인정한다. 그리고 내담자의 허락을 구하여 일반적인 정보와 함께 상담자의 염려도 제공한다.

"그렇게 느끼셨군요. 괜찮으시다면 조금 더 설명해 드려도 될까요? 일반적으로 ○○점 이상이면 음주가 조절되지 않는다고 표현합니다. 이럴 때는 보통 술을 줄이거나 끊는 것이 가장 좋은 방법이기는 합니다. 스스로 해 볼 수 있다고 하셨지만 술은 생각보다 독하고 교활한 면이 있습니다. 스스로와의 약속대로 잘 해내시리라 믿고 싶지만 계획대로 잘 되지 않아 너무 좌절하거나 변화 자체를 포기하게 될까 봐 걱정도 됩니다. 어떠신가요?"

3. 감사 인사 전하기

내담자는 시간을 내서 상담하러 왔고 자신의 이야기를 나누어 주었다. 이에 대해 반드시 감사를 표현해야 한다. 비록 일회성 상담이더라도, 상담에 대한 좋은 인상과 기억은 나중에 또 도움이 필요할 때 조금 더 쉽게 상담 현장을 찾을 수 있도록 돕는다.

"오늘 와 주셔서 감사합니다." 또는 **"이야기를 들려주셔서 감사합니다. 지금 당장 어떤 결정을 내리기는 어려울 수도 있습니다. 혹시 좀 더 이야기해 보고 싶으시면 언제든 센터로 다시 연락 주세요."**라고 말하는 것으로 충분하다. 만약 도움이 될 만한 책자가 있다면 이때 전달하는 것도 좋다.

제5장

변화 준비도 높이기

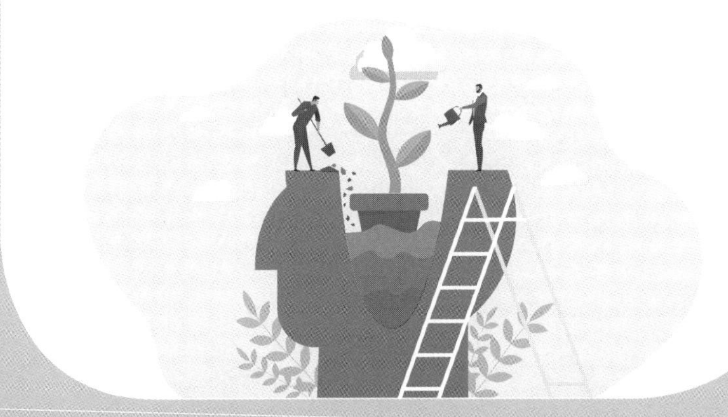

"변화를 옹호하는 목소리는 이미 그 안에 가지고 있는 것이다. 이러한 목소리는 전문가가 제공할 수 있는 것보다 더 설득력이 있다."

(Miller & Rollnick, 2013)

1. '아직' 변화 준비가 되지 않은 내담자

"할 말 없어요. 저는 아무 문제없어요."

첫인사에서 이런 말을 들으면 어떤 마음이 드는가? 스스로 도움을 청하지도 않고 변화에 대한 동기가 없어 보이는 내담자를 만나면, 상담자는 마치 벽에 부딪힌 것 같고 답답해서 빨리 이 시간이 끝나기를 바랄 수도 있다.

〈표 5-1〉 전숙고단계 내담자의 유형

유형	특징	접근 전략
주저하는 내담자	문제 행동의 영향이나 피해에 대한 지식이 부족하여 변화가 필요하다고 생각하지 않음	중독이 실제 생활에 미치는 영향에 대한 탐색 돕기
반항적인 내담자	삶의 통제력 상실을 두려워하며 중독 행위에 많은 에너지를 투입함	삶의 방향을 선택하는 주체가 내담자 자신임을 인지하고 자신을 위해 긍정적인 선택을 하도록 돕기
포기한 내담자	변화에 요구되는 에너지에 압도되고 변화에 대해 희망을 잃은 상태임. 이전에 여러 차례 치료에 실패한 경우에 흔함	변화 능력에 대한 낙관주의적 태도를 회복하는 것이 중요함. 변화의 걸림돌을 구체적으로 탐색하기
합리화하는 내담자	스스로는 문제가 없다고 생각하지만, 주변에 악영향을 미침	내담자가 중독 행위의 꺼림칙한 점을 이야기했던 것을 이용하여 양면반영하기

출처: 신수경, 조성희(2015), p. 182에서 요약 · 정리함.

하지만 같은 말을 하더라도 내담자의 마음이 모두 같은 것은 아니다. 변화 준비가 되지 않은 전숙고단계의 내담자는 〈표 5-1〉처럼 네 가지 유형으로 분류할 수 있다.

첫째, 주저하는 내담자이다. 문제 행동의 영향이나 피해에 대해 객관적·구체적인 지식과 숙고가 부족해서 변화의 필요성을 인지하지 못하는 경우이다. 이들은 생활의 어려움을 문제 행동과 연결해서 진지하게 생각해 본 적이 없거나, 정확한 평가를 받은 적이 없다. 예를 들어, 만성적인 음주를 지속하다가 간 기능이 손상되어 예전만큼 마시면 너무 많이 취하거나 더 쉽게 피로감을 느끼게 되었지만, 이것이 음주와 연관이 있는지는 모른다. 이에 더해 음주가 문제라는 것은 알지만 조절하지 못하는 것 자체가 중독의 증상이라는 것을 모르기도 한다. 이때는 의학적·객관적인 정보를 제공하는 것이 변화의 계기가 될 수 있다. 또는 자신의 음주나 음주의 결과에 대해 한 번도 진지하게 생각한 적이 없을 수도 있다. 음주가 내담자의 삶의 영역마다 어떠한 영향을 미치고 있는지 하나씩 탐색할 때 변화의 필요성이 인지되고 변화 준비도가 높아질 수 있다.

둘째, 반항적인 내담자이다. 비자발적으로 상담 현장을 찾는 가장 흔한 경우이다. 이들은 삶의 통제를 잃는 것을 매우 두려워하면서 중독 행위를 통해 삶을 통제하려고 한다. 조절음주 시도와 더불어 일부러 음주 상황에 스스로를 노출시키며 자신의 음주 통제력을 시험하려 한다. 이토록 통제권에 집착하는 이유는 역설적으로 자신의 삶에 대한 통제를 잃었다고 느끼기 때문일 수 있다. 업무 효율도 떨어지고, 가족과의 관계도 원만하지 않고, 만성 피로와 갈망으로 삶의 의욕 자체가 저하된 경우가 많다. 이때 변화를 '강요'한다면 내담자는 강렬하게 저항할 것이다. 가장 먼저 상담자는 내담자에게 선택의 자율성을 강조해야 한다. 그러고 나서 상담자의 역할은 내담자가 삶의 통제권을 회복하기 위해 중독 행위와 어떤 관계를 맺고 싶은지 스스로 선택하도록 돕는 사람임을 명확히 밝혀야 한다.

셋째, 포기한 내담자이다. 중독 물질과 행위의 조절과 단절 시도가 번번이 좌절되며 변화에 필요한 에너지에 압도되고 희망을 잃은 경우이다. 이들은 치료를 시작하기도 전에 '어차피 불가능할 것'이라 자포자기하고 스스로를 중독에 가두어 버린다. 또는 여러 차례 치료함에도 불구하고 재발이 반복되어 회복에 대한 희망을 잃고 변화를 시도조차 하지 않는 경우도 있다. 이런 내담자에게는 섣부르게 희망을 고취하기보다는, 재발은 회복의 한 과정임을 알리고 재발을 배움의 기회로 인지 재구조화하여 작은 시도와 성공을 통해 변화에 대한 희망을 잃지 않게 하는 것이 중요하다.

넷째, 합리화하는 내담자이다. 이들은 본인이 과도하게 음주하거나 조절하지 못한다는 것은 인지하지만 이러한 음주가 삶에 미치는 영향은 제한적이라고 생각한다. 때로는 본인이 조절만 하면 아무런 문제가 없다고 주장할 수도 있다. 이때는 내담자의 의견에 정면으로 반박하며 논쟁하기보다 내담자의 진술 중에 드러난 걱정을 가지고 양면반영함으로써 내담자가 생각해 볼 기회를 갖도록 돕는 것이 좋다.

내담자는 모두 다르다. 대부분의 내담자는 여러 측면을 복합적으로 가지고 있어 칼로 자르듯 유형을 구분할 수는 없다. 하지만 유형을 이해한다면 내담자에 대한 막연한 두려움은 사라질 것이다. 이 장에서는 변화 준비가 되지 않은 내담자와 관계를 형성하는 것부터 내적 동기를 이끌어 내는 방법과 대화의 초점을 맞추는 기술까지 전숙고·숙고 단계에 적용할 수 있는 동기면담의 기법을 하나씩 살펴보겠다.

2. 비자발적으로 찾아온 내담자와 대화하기

많은 사람이 본인의 의사와 상관없이 '강요'를 받아 상담 현장에 찾아온다. 직장이나 가족의 권유라고는 하지만, '상담받지 않으면 헤어지겠다' '제대로 치료받지 않으면 복직하기 어렵다' '복직할 때 완치되었다는 진단서를 받아 오라'는 말은 이들에게 권유보다 강요로 느껴진다. 또한 법적으로 치료 명령을 받는 경우도 있다. 치료 명령은 법적 구속력이 있고 정해진 때 치료 현장에 나타나지 않으면 법적 제재를 받게 된다.

강요와 명령은 내담자의 현재 생활 방식에 문제가 있으니 변해야 한다는 압력으로 작용한다. 이와 같은 외적인 변화 압력은 내담자가 강제로 치료에 가게 하지만, 실제 행동 변화를 촉구하는 동기와 결단은 내담자의 마음에서 나와야 한다. 동기면담은 변화에 대한 '외적인 동기(압박)'를 '내적인 동기(결단)'로 바꾸는 과정이다.

비자발적으로 상담 현장을 찾은 사람의 마음은 어떨까? 자신의 의견을 존중받지 못하고, 인간적으로 대우받는다는 느낌을 받지 못하고, 분노를 느끼고 있을 가능성이 매우 크다. 이에 더해 상담자도 다른 사람들처럼 자신이 문제 있다고 몰아세우거나 비난하며 변화를 강요하지 않을까 두려울 것이다. 그래서 상담자에게 훨씬 더 고압적이거나 비협조적인 태도를 보이기 쉽다. 이런 내담자의 모습은 상담자에게도 부담이 된다. 내담자의 가족이 가진 높은 기대(상담에만 오면 모든 것이 해결될 것이라는 비현실적인 믿음)와 상담자가 온몸으로 발산하는 부정적인 아우라에 압도당해 동기면담의 정신을 잊어버리고 경직된 모습을 보이거나 교정반사를 할 수도 있다.

비자발적으로 찾아온 내담자를 대할 때 상담자에게 가장 중요한 태도 두 가지는 '공감'과 '섣부른 추측을 피하는 것'이다. 우선, 내담자가 느끼는 분노와 존중받지 못하고 있다는 느낌에 충분히 공감해야 한다. 그리고 열린 질문을 통해 내담자와 가족이 느끼는 상황에 대해 구체적으로 파악한다. 내담자의 상황을 이해해 보려는 상담자의 모습은 내담자의 마음을 조금씩 여는 데 도움이 된다. 그리고 내담자와 가족이 원하는 바를 섣부르게 추측하는 대신 물어본다. "상담에 오면서 어떤 마음이 드셨나요?" "여기서 어떤 도움을 받으면 좋겠다고 생각하셨나요?"와 같은 질문은 내담자를 존중하는 상담자의 마음을 전달하는 데 유용하다.

많은 내담자가 '이 사람도 나보고 술 끊으라고 하는 것 아닌가'

하는 합리적인 의심을 한다. 하지만 동기면담에서는 내담자의 이야기를 들어 보지도 않고 다짜고짜 술을 끊으라고 하지 않는다. 이는 교정반사이고 내담자의 강한 저항만 유발할 뿐 실제 변화로 이어지기는 어렵기 때문이다. 먼저 대화하기 편안한 분위기를 만들고, 내담자의 허락을 구한 다음 음주에 대해 이야기를 나눈다. 이때 내담자가 긴장하고 방어하는 모습을 보인다면 상담자는 한발 물러서고 내담자의 긴장을 줄이기 위해 노력한다. "저는 J씨가 술을 마셨다고 혼을 내거나 술을 끊어야 한다고 강요하고 싶지 않습니다. 누군가가 혼내거나 강요한다고 해서 끊을 수 있다면 이런 상담도 필요 없을 것입니다. 저는 무엇이든 J씨의 삶에 불편한 부분이 있고 개선하고 싶은 것이 있다면 J씨께 도움이 될 만한 것을 찾도록 돕고 싶습니다."라고 명료하게 이야기한다. 이러한 과정을 통해 내담자가 '비록 등 떠밀려서 상담받으러 왔지만 나를 위해 이 시간을 쓰겠다'고 생각한다면 첫 상담은 대성공이다.

3. 관계 형성하기

상담 초기에 관계 형성하기의 흐름은 [그림 5-1]처럼 크게 세 단계로 나눌 수 있다.

가장 먼저 해야 할 일은 '지지와 칭찬'이다. 용기 내서 상담 현장에 나온 것, 침묵하지 않고 이야기를 들려준 것에 대해 지지하고 칭찬한다. 내담자가 변화를 위해 노력한 부분이 있다면 아이디어 수준

지지와 칭찬	• 변화를 주제로 한 이야기를 해도 될지 허락 구하기(=자율성 존중) • 상담 장면으로 나온 내담자를 지지하고 칭찬하기
탐색	• 상담 이유에 대해 묻고(열린 질문) 이에 대한 내담자의 생각 확인하기 • 현재 생활 양식과 변화 준비 정도 확인하기 • 내담자의 기대 확인하기(예: 단약 vs 조절) • 공동의 변화 방향(긍정적인 삶의 방향) 확인하기
불일치감 높이기	• 객관적 평가 및 피드백 교환하기 • 내적 가치와 현실 사이의 불일치감 높이기 • 현재 생활 양식의 무해성에 대한 의구심 갖게 하기

[그림 5-1] **관계 형성하기의 흐름**

이더라도 충분히 지지한다.

상담 초기에 까다로운 질문을 할 때는 허락을 구하는 편이 좋다. '이야기해 주세요.'보다는 '이야기해 주실 수 있으신가요?'가 더 부드럽고 대화를 촉진하는 데 도움이 된다. 허락을 구하는 것은 내담자의 자율성을 지지함과 동시에 내담자를 대화로 초대하는 것이다.

내담자가 특정 주제에 관해 이야기하기를 원치 않는다면 그러한 의사를 존중해야 한다. 체포당한 사람에게도 묵비권을 행사할 권리가 있듯이, 상담 현장에서 무엇을 이야기할지, 무엇은 하지 말지 내담자가 스스로 결정할 수 있다. 내담자는 말하기를 원치 않지만 상담자로서 꼭 확인해야 할 정보가 있다면, 정중하게 부탁하는 것이 좋다. 예를 들면, "J님께서는 이 주제에 관해 이야기하고 싶지 않다고 하셨지만, 이 주제가 J님이 상담에 오시게 된 이유와 연관 있다 보니 저로서는 확인하고 넘어가야 할 것 같습니다. 말씀하시지 않을 수도 있습니다만, 나중에 J님께서 불편을 겪을 수도 있습니다."라고 표현한다면 내담자의 불쾌감에 공감하지만, 내담자의 행동 결과의 책임이 내담자에게 있다는 것을 명시할 수 있다.

다음은 '탐색'이다. 우선 중독 행위의 양상을 파악해야 한다. 중독 상황을 탐색하는 데는 열린 질문이 좋지만, 상황을 구체적으로 이해하기 위해 닫힌 질문이 필요할 수도 있다. 상담자가 내담자의 상황을 정확하게 이해하겠다고 너무 집요하게 묻는다면 내담자에게 취조받거나 변화를 강요당하는 느낌을 줄 수 있다. 내담자의 태도가 방어적으로 느껴진다면 한발 물러서서 상담자 자신의 태도를 점검해야 한다. 이때 내담자가 음주나 도박에 대해 비난받을까 봐 축소하여 보고하는 일은 자주 있기 때문에 다른 사람의 예시를 드는 것이 도움이 된다. "많은 사람이 고등학교 시절에 처음 음주를 한다고 합니다. J님의 경우는 어떠신가요?"라는 질문은 미성년자의 음주에 동의하지는 않더라도 흔하게 있을 수 있는 일이므로 정직한 답변을 기대한다는 메시지를 내포한다. 이 외에도 일상적인 하루의 일과를 탐색함으로써 중독 행위가 내담자의 일상에 어떠한 영향을 주고 있는지 확인할 수 있다(☞ 이 장의 '11. 까다로운 주제 다루기' 절 참조). 아무리 열린 질문이라도 질문만 계속한다면 취조받는 기분이 들 것이다. 질문 하나에 적어도 한 가지 이상의 반영하기를 하는 것이 대화를 원활하게 하고 내담자를 이해하는 데 도움이 된다.

이어서 내담자가 중독 행위에 대해 어떻게 생각하는지, 어떠한 기대를 가지는지 파악한다. 이는 변화 준비도(동기)를 탐색하는 데 도움이 된다. 내담자는 자신의 중독 행위에 대해 나름의 생각을 가지고 대처해 왔다. '현 상태를 유지하기'도 하나의 대처이다. '지금은 생각하고 싶지 않다' '진지한 고민을 미루고 싶다'는 뜻일 수 있다. 또한 내담자는 자신만의 기대나 계획을 갖고 있다. '언젠가는 그만둘 것이다' '그냥 이대로 계속하고 싶다' '조절할 수 있을 것이다'와 같은 계획을 표현한다면 그 이유도 함께 파악한다. 그리고 내담자가 원하는 삶의 방향에 대해서 탐색한다. 이때 두 가지 방식으로 탐색할 수 있다. 첫째는 '원하는 삶의 모습'을 파악하는 것이고, 둘째는 '지금 나를 가장 불편하게 하는 삶의 모습'을 파악하는 것이다. 자신이 원하는 삶의 방향으로 가는 데 중독 물질과 행위가 방해하는 것은 없는지, 지금 나를 가장 불편하게 하는 부분이 중독 물질과 행위와 연관된 것은 없는지 확인한다. 또한 '지금의 삶이 얼마나 만족스러운지'와 '조금이라도 불만족스럽다면 무엇 때문인지' '어떤 것이 변하면 좀 나아질 것 같은지'를 물어본다. 이를 통해 상담의 목표가 내담자가 중독 물질과 행위를 중단하는 것이 아니라 지금보다 만족스러운, 더 나은 삶을 살도록 돕는 것임을 전달한다.

마지막은 '불일치감 높이기'이다. 내담자와 상담 전에 객관적인 평가(혈액검사, 설문지 검사 등)를 했다면 정보 교환하기의 원칙에 따라 내담자에게 결과를 설명하고 피드백을 요청한다(☞ 제4장의 '6. 핵심기술 5: 정보 교환하기' 절 참조). 그리고 내담자의 이야기를 통해 알게 된 현재 삶의 모습과 원하는 삶의 모습 사이의 괴리감과 불일치감을 부각한다. "J님께서는 운동을 좋아하시고 건강하게 사는 것을 중요하게 여긴다고 하셨죠. 피검사 결과를 보니 건강에 빨간불이 켜진 결과가 보이는 것 같습니다. 어떻게 느끼시나요?"처럼 이야기할 수 있다. 이를 통해 내담자 본인은 전혀 문제가 없고 상담이 필요없다고 생각했던 현재 생활이 백퍼센트 무해한 것은 아닐 수도 있다는 관점을 제시한다. 다음 상담으로 이어진다면 내담자는 지금까지와는 다른 관점에서 자신의 삶을 되돌아보고 새로운 변화를 시작하는 기회를 얻을 수 있다. 만약 내담자가 변화의 필요성을 인지하고 시험적인 행동 변화를 시도하려 한다면, 그러한 시도를 지지하고 달성 가능한 목표를 세운 후 회기를 마무리한다.

이러한 흐름을 통해 동기면담은 한 번의 상담으로도 효과를 낼 수 있다. 다만, 변화는 역동적이기 때문에 꾸준한 상담을 통해 내담자의 상황에 맞는 이야기를 이어 나가는 것이 훨씬 좋다. 중독은 하루아침에 생기는 병이 아니다. 술의 경우 내담자가 병원에 처음 내원하기까지 대개 10~20년이 걸린다. 이는 삶에 깊게 뿌리내린 습관을 고치는 데는 그만큼 오랜 시간이 걸린다는 것을 의미한다. 따라서 첫 상담의 가장 중요한 목표는 '단주 약속받기'가 아니라 '다음 상담 약속하기'이다.

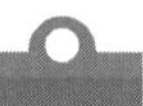

사례로 이해하는 동기면담 1

관계 형성하기

상담자: 안녕하세요. 처음 뵙겠습니다. 오늘은 어떻게 오게 되셨나요? [열린 질문]

내담자: 술 문제에 대해 상담하러 왔습니다. 아는 분이 상담에 가 보라고 하더라고요. 제가 그 정도로 심각한지는 잘 모르겠지만요.

상담자: 술 문제라고 하셨는데, 어떤 상황이신지 구체적으로 말씀해 주실 수 있으신가요? [열린 질문]

내담자: 술을 많이 마시고 돈을 너무 많이 씁니다. 아침에 출근도 어렵고요. 가능하면 안 마시려고 노력하는데요, 6개월 전 아내를 떠나보내고부터 참을 수 없는 외로움이 느껴질 때가 있어요.

상담자: 외롭다고 느껴질 때면 술을 마시게 되었나 봅니다. [단순반영] 한편, 술을 많이 마시면 돈을 많이 쓰고 출근도 어렵다는 것은 어떤 일이신지요? [열린 질문을 통한 중독 행위의 양상 파악]

내담자: 주량이 1병인데, 딱 그만큼 마시면 괜찮아요. 근데 1병 반이 넘어가면 꼭 필름이 끊기고, 나중에 카드값 결제 문자를 보고 깜짝 놀랍니다. 무슨 생각인지 술값을 항상 제가 결제하고, 취한 상태로 같이 술 마신 사람에게 큰 선물을 사 주기도 하는 것 같기도 합니다. 음…… (잠시 침묵) 그래서 지금 카드빚이 많이 쌓였어요. 좀 부끄럽네요.

상담자: 어려운 이야기를 꺼내 주셔서 감사합니다. [지지와 칭찬] 마음을 달래려고 술을 마셨는데 금전적으로는 많이 손실을 입으셨나 봅니다. [단순반영] 과음을 하면 누구나 필름 끊김을 경험할 수는 있습니다. K님께서는 1주에 몇 번 정도 필름 끊김을 경험하시나요? [음주 양상에 대한 일반화 및 닫힌 질문을 통한 중독 행위의 양상 파악]

내담자: 한 주에 1~2번 정도예요. 혼자서 마시는 것은 죽어도 싫어서 꼭 사람들을 불러내거든요. 그렇게 마시기 시작하면 거의 매번 필름은 끊기는 것 같습니다.

상담자: 혼자서 매일 술을 마시는 것은 아니지만 일단 마시면 필름이 끊겨야 술도 끊기게 되나 봅니다. [단순반영] 사별 이후로 계속 비슷한 양상이셨나요?

내담자: 아니에요. 초반에 기분 달래려고 친구들이 불러내서 술을 마실 때는 이 정도까지는 아니었어요. 최근 2~3개월 사이에 필름이 끊기는 일이 점점 늘어나고 카드빚도 눈덩이처럼 불어난 거죠.

상담자: 그러셨군요. K님께서도 스스로의 변화된 모습에 많이 놀라고 걱정되셨을지도 모르겠습니다. [심층반영-감정] K님께서 술을 어떻게 해 봐야겠다는 생각도 해 보셨나요? [변화 준비 정도 탐색]

내담자: 나름대로 규칙을 정해 봤어요. 주말에만 술 마시기, 1병만 마시기, 친구에게 1병 이상 시키지 말아 달라고 부탁하기, 현금만 들고 나가기. 가끔은 필름이 끊기지 않고 집에 돌아가기도 했어요. 그런데 그런 날은 어딘지 허전하더군요. 다음 날 과음으로 이어질 때가 많았어요.

상담자: 술이 K님의 삶을 지금보다 더 방해하지 못하게 나름의 규칙을 정하고 지키려고 노력하셨던 것 같습니다. 하지만 마음먹은 대로 되지 않거나 역효과가 나타날 때가 자주 있어서 K님께서도 속상하셨겠네요. [심층반영-변화의 필요성] 그렇다면 K님께서는 술을 어떻게 해 보고 싶으신가요? [내담자의 기대 확인]

내담자: 술을 끊는 것은 한 번도 생각해 보지 않았어요. 술을 마시지 않으면 그 공허함과 외로움에 짓눌려 죽고 말 거예요.

상담자: 술이 K님의 공허감과 외로움을 유일하게 달래 준다는 말씀 같습니다. 그리고 지금은 그 술이 K님의 삶을 고통스럽게 하고 있다는 말씀이신 것 같습니다. [양면반영을 통해 내적 가치와 현실 사이의 불일치감 높임]

내담자: 네…… 선생님, 술을 끊어야 하나요? 끊을 수 있나요? 아니…… 술을 안 마시고도 잘 살 수 있을까요?

상담자: K님께서 바라시는 K님의 삶의 모습은 어떤 것인가요? [내담자의 삶에 대한 기대 확인]

내담자: 음…… 적어도 지금처럼 빚에 시달리지 않았으면 좋겠고, 지금보다 덜 외롭다고 느꼈으면 좋겠고, 기분 좋게 술을 마시며 사람들과 어울리고 싶습니다.

상담자: 그러셨군요. K님께서도 말씀하셨듯이 술은 참 교활한 데가 있어서

일단 마시기 시작하면 술이 술을 부르다 보니 정해 둔 양을 넘기기가 쉽습니다. 그래서 일단 첫 잔을 마시지 않는 것이 우리의 최선의 선택인 경우가 많습니다. 때로는 첫 잔의 유혹을 거절하기가 너무 어렵게 느껴질 수도 있습니다. 그럼에도 첫 잔을 마실지는 K님께 전적으로 달려 있습니다. **[자율성 존중]** 어떻게 생각하시나요?

내담자: 술을 조절할 수 있는 약은 없나요? 아니면 필름이 끊기기 전에 술 마시는 것을 멈추는 방법 같은 것은 없나요?

상담자: 술이라는 물질에 대해 잠깐 설명드려도 될까요? **[허락 구하기]** 아까 이야기했던 '술이 술을 부르는 것'에 특히 민감한 경우가 있습니다. 그런 경우 K님이 경험하신 것처럼 처음보다 음주량이 늘어나고 필름이 끊길 때까지 마시게 되며 나중에는 자제가 안 된다고 느낍니다. 거기에 술은 감정 기복의 폭을 더 넓히고 평소에 하지 않던 극단적인 행동을 하기 쉽게 만듭니다. 또 술을 마실 때는 기분이 좋아지는 것처럼 느껴지지만, 깨고 나면 한없는 우울감을 느끼기도 합니다. 그러다 보니 K님이 느끼시는 공허감과 외로움이 술에 의해 증폭될 수도 있습니다. 이러한 이유로 술이 술을 부르지 않게 일단 당분간이라도 첫 잔을 피하는 것을 권하게 되지요. **[일반적인 정보 제공]** 설명을 들어 보니 어떠신가요? **[피드백 교환]**

내담자: 음…… 말씀대로라면 원인인 술을 그만두지 않으면 계속 나를 위험하게 만들 수도 있겠네요. 한동안 마시지 않으면 조절 능력이 돌아오는 건가요?

내담자 K는 자의 반 타의 반으로 상담에 왔다. 내담자에게 술은 매우 강력한 동기와 보상이 되지만, 동시에 술이 주는 파괴적 효과에 대해 양가적인 감정을 느낀다. 상담자는 내담자가 편안하게 이야기를 꺼낼 수 있는 분위기를 만들고, 내담자의 음주를 비난하는 대신 내담자의 상황과 감정을 탐색한다. 이어서 내담자가 바라는 삶의 모습과 음주 행동의 결과가 불일치함을 이끌어 내고, 첫 잔을 마시는 것이 내담자의 선택임을 강조함으로써 자율성을 끌어올린다. 그리고 내담자에게 알코올에 대한 내성과 조절력 상실, 알코올의 약리적 효과에 관한 정보를 제공하고 피드백을 이끌어 냄으로써 내담자의 변화 필요성을 증진하고자 한다.

4. 외적 동기를 내적 동기로 만들기 1: 가치관 탐색하기

내담자가 원해서 상담에 온 것이 아니더라도 현재 처해 있는 상황과 원하는 삶의 방향이 불일치함을 인지한다면 내담자는 막연하게라도 '이대로는 안 되겠다'고 느끼게 된다. 한편, 마음만 앞서서는 변화를 실행으로 옮기기는 어렵다. 변화에 대한 자기효능감이 높아져서 변화가 '할 만한 일'이 되어야 한다(☞ 제2장의 '5. 변화의 세 가지 요소' 절 참조).

외적 동기를 내적 동기로 만들기 위해서는 내담자의 인생 목표와 가치관을 탐색함으로써 불일치감을 높이고, 목표를 달성할 만한 강점과 자원을 끌어내어 변화 시도를 지지 · 격려해야 한다.

가치관이란 '가치에 대한 관점으로, 인간이 자기를 포함한 세계나 그 속의 사상에 대해 가지는 평가의 근본적인 태도'이다. 인간의 욕구나 관심의 대상 또는 목표가 되는 것을 통틀어 '가치'라고 하고, 이는 각자 중요하게 여기는 대상이나 목표(가치관)를 중심으로 상황을 평가하고 판단한다. '좋은 삶 모델'에서도 이야기했듯이 가치관은 사람마다 다르다(☞ 제2장의 〈생각해 볼 이야기 1〉 '당신을 움직이는 힘은 무엇인가' 참조). 그렇다면 내담자의 가치관을 어떻게 파악할 수 있을까?

우선, 내담자에게 중요한 가치를 직접 질문하는 방법이 있다.

> "당신의 삶에서 무엇이 중요한가요?"
>
> "당신이 가치 있게 생각하는 것은 무엇인가요?"
>
> "당신이 절대로 포기하지 못하는 중요한 것은 무엇인가요?"

하지만 이러한 질문은 생각보다 무겁고 내담자에게 부담스럽게 느껴질 수도 있다. 그래서 일부러 깊게 생각하지 않고 즉각적으로 대답하면서 부담을 덜어 내고자 할 수도 있다. 또한 중요하다고 느끼는 가치에도 우선순위가 있다. "건강이 중요하죠."라고 말하면서 "술이 없으면 외로워서 못 견뎌요."라고 말하는 사람에게 무엇이 중요할까? 그에게 건강이 중요하지 않은 것은 아니지만, 건강보다 '외로움을 피하는 것, 고립된 느낌을 피하는 것'이 훨씬 중요해서 몸을 해치면서까지 고립감을 피하고 싶을 수도 있다. 따라서 직접적인 질문만으로 내담자의 가치관을 충분히 탐색하는 데는 한계가 있다.

동기면담에서는 상담 중에 자연스럽게 드러나는 가치관을 발굴하고 이에 기반해서 내담자가 바라는 삶의 방향을 탐색한다.

내담자: 저는 솔직히 저의 음주가 병이라고 생각하지 않아요. 아내가 하도 병이라고 닦달하니까 어쩔 수 없이 온 겁니다.

상담자: ㄴ님께는 아내분의 의견을 무시하지 않고 좋은 관계를 유지하는 것이 중요하신가 봅니다.

내담자에게 배우자가 아무 의미가 없는 사람이라면 배우자가 뭐라고 해도 상담에 올 필요는 없었을 것이다. 배우자에게 불만이 있어도 배우자의 권유에 따르는 행동을 통해, 내담자에게 배우자와의 관계가 어느 정도 이상의 중요성을 차지한다고 이해할 수 있다.

내담자: 법원에서 병원에 가 봤느냐고 물어보더라고요. 그래서 온 거예요.

상담자: ㄴ님 마음은 사법 권고를 준수하여 혹시라도 있을 구속을 피하고 싶으셨을지도 모르겠습니다.

면피용 상담, 진단서 등의 법적 서류 요구 등 이차이득(secondary gain)이 명백해 보일 때, 상담자는 내담자의 요구를 들어주고 싶지 않을 수 있다. 하지만 이차이득의 필요성이 내담자를 상담으로 오게 한 외압이었다면, 동기면담 상담자는 외압을 내적인 변화 압박으로 바꾸도록 도우면 된다. 어떤 계기라도 내담자의 긍정적인 변화를 위해 이용할 수 있다면 효용 가치가 충분하다.

이렇게 발굴해 낸 가치관이 최우선순위의 가치관은 아닐 수도 있다. 어떤 가치든 한계 효용을 가지기에 상담에서만 주목받을 수도 있다. 하지만 내담자의 가치를 탐색하는 것은 내담자의 삶을 존중하고 변화를 위해 활용할 수 있는 자원을 발굴하는 '과정'이고, 이 과정을 통해 내담자는 그간 몰랐던 소중한 것을 깨달을 수 있게 된다.

생각해 볼 이야기 1

동기를 이끌어 내는 것만으로 중독자가 변할 수 있을까

아마 이 질문은 심각한 중독자를 상담한 경험이 있는 사람이라면 누구나 고민해 본 주제일 것이다. 술에서 깨고 평소 모습으로 돌아온 중독자는 누구보다 성실하고 가족과 주변 사람들을 소중하게 생각하는 사람이다. 하지만 이들이 술에 취하면 기본적인 자기관리를 포함한 모든 일을 내팽개치고 자신에게 그토록 소중한 가족에게 지울 수 없는 상처를 주기를 반복한다. 자신에게 소중한 것이 무엇인지 모르는 것도 아닌데 왜 이런 일이 반복될까?

중독의 '강박적' 특성에 대한 이해가 필요하다. 사전에 따르면 '강박(强迫)'은, ① 남의 뜻을 무리하게 내리누르거나 자기 뜻에 억지로 따르게 함, ② 어떤 생각이나 감정에 사로잡혀 심리적으로 심하게 압박을 느낀다는 의미이다. 즉, 우리에게 어떤 강박 행동이나 생각이 있다면 그 행동이나 생각은 우리의 (의식적인) 의지와는 거리가 멀고, 의식적으로는 '강요당한다'고 느낄 수 있다. 정신의학적으로 강박은 강박 행동을 하기 전까지 긴장감이 오르고, 강박 행동을 통해 긴장이 해소된다는 특성이 있다. 흡연자 중에 담배 냄새를 싫어하는 사람이 많은 것처럼, 알코올 중독자 중에 술을 '좋아서' 마신다는 사람은 거의 없다. 처음에는 '좋아서' 마시기 시작했더라도 '정신 차려 보니' '나도 모르게' 마시고 있다는 표현을 많이 한다. 당사자는 음주 전까지 긴장이 오르고(또는 긴장 상황을 일부러 선택하고), 그 긴장을 풀기 위해 의식적 · 무의식적으로 음주를 선택하며, 나중에 이를 후회하면서도 같은 행동을 반복한다. 상식적으로는 도무지 이해할 수 없는 일이기에 AA의 교과서 격인 『익명의 알코올 중독자들

(Alcoholics Anonymous)』 제4판에서는 '미친 정신(insanity)'이라고 표현한다. 특히 중독이 심각할수록 중독의 강박적 특성도 뿌리가 깊다. 많은 '문제 음주자(problematic drinkers)'는 동기를 이끌어 내는 것만으로 절주나 단주에 성공할 가능성이 크지만, 음주 강박이 깊이 뿌리박힌 중독자들에게는 동기를 이끌어 내는 것만으로는 부족할 수 있다.

이처럼 매우 강력한 '음주 강박'이 중독자를 사로잡아 오도가도 못하게 하기 때문에 중독은 병이며, 병이기 때문에 도움이 필요하다. AA에서는 '중독자가 술에서 벗어나 행복하고 쓸모 있는 전인이 되게 돕는' 영적 원칙인 'AA 12단계'를 제시한다. 12단계에서는 '우리가 중독에 무력하여 우리의 삶을 수습할 수 없었기에'(1단계) '위대한 힘의 도우심'(2, 3단계)을 받아야 한다고 한다. '위대한 힘'은 회복을 위해 도움을 주는 외적인 것으로 중독자 밖에 있는 회복지지 환경으로 이해할 수 있다. 중독에서 벗어나기 위해 나의 의지(意志, will)만이 아니라 다른 사람의 도움도 함께 받아야 한다(依支, turning to)는 뜻이다. 심각한 중독자에게 동기를 이끌어 내는 것은, 단지 그 사람에게 무엇이 중요한지 이해하고 그 가치를 지키기 위한 행동을 선택하는 것을 넘어 '기꺼이 위대한 힘의 도움을 받도록 돕는' 초석이다.

5. 외적 동기를 내적 동기로 만들기 2: 결정 저울 이용하기

결정 저울은 변화할 때와 변하지 않을 때(현상 유지)의 이점과 어려운 점을 각각 도식화하는 것이다. 이때 장점, 단점이라는 표현보다는 이점과 얻는 것, 손해와 어려운 것이라고 표현하는 것이 현실적인 판단을 돕는 데 유리하다.

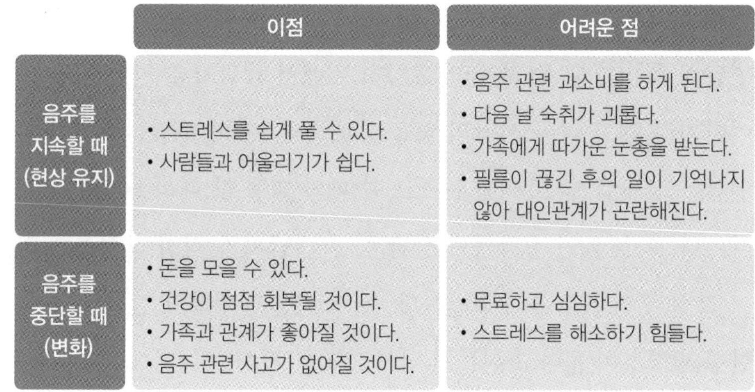

	이점	어려운 점
음주를 지속할 때 (현상 유지)	• 스트레스를 쉽게 풀 수 있다. • 사람들과 어울리기가 쉽다.	• 음주 관련 과소비를 하게 된다. • 다음 날 숙취가 괴롭다. • 가족에게 따가운 눈총을 받는다. • 필름이 끊긴 후의 일이 기억나지 않아 대인관계가 곤란해진다.
음주를 중단할 때 (변화)	• 돈을 모을 수 있다. • 건강이 점점 회복될 것이다. • 가족과 관계가 좋아질 것이다. • 음주 관련 사고가 없어질 것이다.	• 무료하고 심심하다. • 스트레스를 해소하기 힘들다.

[그림 5-2] **결정 저울**

결정 저울은 [그림 5-2]처럼 2×2 표로 그린다. 현상 유지의 이점은 변화의 어려운 점과, 현상 유지의 어려운 점은 변화의 이점과 비슷한 점이 많아 모든 칸을 꼭 채워야 하느냐는 의문이 들 수 있다. 현상 유지의 이점은 변화의 어려운 점과, 현상 유지의 어려운 점은 변화의 이점과 항상 일치하는 것은 아니기 때문에 가급적 모두 채워 보는 것이 좋다. 하지만 결정 저울 적는 것을 너무 어려워하거나 시간 제약 등이 있다면 [그림 5-3]처럼 간소화하여 각자의 '이점'만 채울 수도 있다.

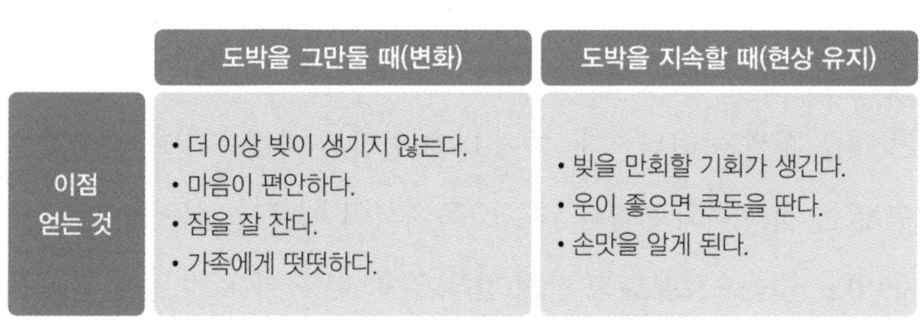

	도박을 그만둘 때(변화)	도박을 지속할 때(현상 유지)
이점 얻는 것	• 더 이상 빚이 생기지 않는다. • 마음이 편안하다. • 잠을 잘 잔다. • 가족에게 떳떳하다.	• 빚을 만회할 기회가 생긴다. • 운이 좋으면 큰돈을 딴다. • 손맛을 알게 된다.

[그림 5-3] **간소화된 결정 저울**

결정 저울에서 가장 중요한 것은 '반드시 직접 써 보는' 것이다. 동기면담의 핵심기술 중 하나인 '요약하기'에서 내담자 본인이 직접 한 이야기라 해도 다른 사람의 입을 통해 듣는 것의 느낌이 다르다고 언급한 것처럼, 글로 써서 눈으로 볼 때와 말을 할 때의 느낌은 크게 다르다. 가능하면 상담자는 상담 중에 내담자가 직접 작성하게 하고 작성 후의 느낌을 주고받는다. 결정 저울은 변화와 현상 유지 중 한쪽의 결정이 옳다고 편들기 위해 그리는 것이 아니기에 그 자체는 '중립적'이다. 하지만 내담자가 가치 있게 여기는 것이 변화의 이점과 더 맞닿아 있다면 내담자가 자발적으로 행동 변화를 모색할 가능성이 크다.

결정 저울을 그려 보면 현상 유지의 이점과 변화의 어려운 점은 즉각적인 욕구충족과 연관 있고, 현상 유지의 어려운 점과 변화의 이점은 장기적인 삶의 질 향상과 연관 있다는 것을 알게 된다. 중독은 즉각적인 만족을 위해 더 나은 미래를 아주 쉽게 희생하게 하는 근시안적인 특징을 가진다. '다이어트는 내일부터'라는 말에서도 드러나듯이 오늘의 즐거움을 미루는 것은 누구에게나 어렵다. 특히 당사자들은 만성화된 중독 행위의 결과로 뇌의 보상회로와 충동을 조절하는 전두엽 기능이 저하되면서 지금의 쾌락과 고통 회피를 미루는 것을 훨씬 어려워한다. 이에 더해 변화된 미래를 정확히 예측할 수 없는 것(변화의 불확실성)은 중독에서 벗어나기 힘든 또 다른 이유이다. 중독으로부터의 단절(변화)은 한 번도 가 보지 않은 길이기 때문에 더 두렵고, 그나마 잘 알고 있는 중독에 머물러 있는 것이 더 안전하다고 느낀다. 이와 같은 내담자의 마음에 공감한다면, 중독에서 벗어나고자 마음먹는 것이 아주 큰 용기를 낸 것임을 이해하고, 마음에서 우러나오는 지지와 칭찬을 보낼 수 있을 것이다.

생각해 볼 이야기 2

내담자의 마음 헤아리기

얻는 것이 있으면 잃는 것도 있다.

중독에서 벗어나는 것은 지금까지 익숙했던 삶의 방식을 포기하는 것과 마찬가지이기 때문에 일종의 상실감이나 슬픔을 경험하게 된다. 지금까지 애착을 갖고 습관적으로 했던 행동이나 버릇을 포기하면서, 마치 사랑하는 사람을 잃어버리는 것과 같은 상실감을 경험할 수 있다. 이러한 상실을 '더 나은 것'이 채워 줄 것이라는 희망을 가지고 인내하며 버티는 시간이 필요하다. 그러기 위해 각자에게 중요한 가치가 무엇인지 명료하게 할 필요가 있다.

(신수경, 조성희, 2015, p. 236)

내담자에게 중독에서 벗어난다는 것은 천재지변과 다름없다. 삶의 모든 순간 함께했던 술, 도박, 약물과 더 이상 함께할 수 없다는 것, 외로움을 달래 주고 쾌감을 채워 주던, 가족보다 훨씬 친밀하고 소중한 존재를 잃는다는 것은 상상할 수 없는 슬픔이다. 비중독자에게 이런 상실감은 상상하기 어렵다. '왜 몸에 좋지도 않은 것을 그렇게 해' '그냥 안 하면 되는데 의지가 약하네'라는 말을 쉽게 하게 한다. 하지만 삶은 이미 통제를 벗어났고, 남아 있는 중독의 위로조차 빼앗아가겠다는 현실이 내담자에게는 너무 잔인하고 냉혹하게 느껴질 것이다. 상담자나 가족이 내담자의 이러한 마음을 헤아려 준다면 내담자와의 관계가 훨씬 부드러워질 것이다.

우리가 내담자의 마음을 헤아린다고 해서 중독 행위를 합리화하는 것이 아니다. 세상에는 '그럼에도 불구하고' 하면 안 되는 일이 있다. '죽이고 싶은 만큼 미워도' 실제로 사람을 죽이면 안 되는 것이나 '훔치고 싶을 정도로 매력적이어도' 실제로 물건을 훔치면 안 되는 것처럼 말이다. 어떠한 이유로 중독에 빠지게 되었더라도 맨정신으로 마주해야 하는 현실이 아무리 고통스러울지라도 그 결과를 책임지는 주체는 내담자이다. 중독치료자의 역할은 중독 행위를 합리화하지 않으면서 내담자의 마음의 무게를 충분히 헤아려 주고, 내담자가 변화를 결심했을 때 그 용기를 아낌없이 칭찬하는 것이다.

6. 외적 동기를 내적 동기로 만들기 3: 자율성 강조하기

비자발적으로 상담 현장에 나온 내담자는 자신의 자유를 침해당했다고 생각한다. 외적 동기를 내적 동기로 바꾸려면 내담자가 자발적 · 자율적으로 움직인다고 느껴야 한다.

동기면담 상담자는 내담자의 결정 권한을 존중한다는 것을 암묵적 · 명시적으로 내담자에게 전달해야 한다. **"변화를 위해 무엇을 할지는 본인에게 달려 있습니다." "그 누구도 본인을 대신해서 결정하거나 행동할 수는 없습니다."**라는 표현은 명시적으로 자율성을 강조한다. 너무 당연해서 하지 않았던 말이라도 내담자에게 언어로 전달하는 것이 좋다. 그래야 내담자는 지금부터 벌어지는 일에 대한 책임이 자신에게도 있다는 것을 인지하게 된다.

중독치료의 주체는 내담자이다. 이는 비록 병에 걸린 것은 자신의 잘못은 아니지만 어떻게 치료해 나갈지는 스스로의 몫이라는 것을 내담자가 명확하게 알아야 한다는 뜻이다. 내담자는 의지가 나약하거나 도덕적으로 문제가 있어서 중독에 걸린 것은 아니다. 중독은 우리가 파악할 수 있는 그리고 파악하기 어려운 원인이 복합적으로 얽혀서 발생하는 질병이다. 일일이 원인을 규명할 수 없을뿐더러 규명한다고 해도 해결책으로 직결되지는 않는다. 따라서 중독의 원인을 파헤치는 것보다 중독이라는 현 상황을 인지한 이후 어떻게 그에 대처하는지가 중요하다.

자발적으로 중독의 치료를 시작하지 않더라도 치료를 어떻게 받을지는 내담자의 몫이다. 나는 비자발적으로 입원하게 된 이들에게 꼭 다음과 같이 말한다. "M님이 본인의 의지와 상관없이 입원하게 되어 속상하고 화가 난다는 것은 충분히 이해합니다. 하지만 그런 감정에 계속 매몰되어 지낼 것인지, 삶의 다른 방식을 찾아보려 할 것인지는 M님께 달려 있습니다. 저는 M님이 적어도 지금과 같은 일을 반복하지 않고, 나아가 지금보다 더 나은 삶을 살도록 돕고 싶습니다. 저는 M님을 평생 입원시킬 수 없고, 때가 되면 퇴원하실 겁니다. 그때까지 여기서의 시간을 어떻게 사용하는 것이 M님 자신을 위해 좋을지 잘 고민해 보시면 좋겠습니다. 그리고 제가 도울 수 있는 것이 있으면 알려 주세요." 실제로 그렇다. 아무리 훌륭한 상담자도 당사자가 죽어라 반대하는 삶의 방향으로 억지로 이끌어 갈 수는 없다. 중독치료자는 내담자의 자율성을 강조함으로써 내담자 내면의 건강한 부분이 스스로를 건강한 선택으로 이끌어 가도록 도와야 한다.

다음 상담 약속을 잡을 때도 내담자의 자율성을 반영할 수 있다. 대개 상담은 정해진 요일, 정해진 회기만큼 오게 되기에 습관처럼 "다음 주에 오세요."라고 말하기 쉽다. 하지만 일방적인 "오세요." 보다는 "다음에는 언제 보면 좋을까요?" "다음 주에는 어느 요일이 편하세요?"라고 물어본다면 내담자도 약속을 정하는 데 함께 참여할 수 있다. 내담자 역시 스스로 한 약속이기에 더 잘 지키려 노력할 것이다.

7. 외적 동기를 내적 동기로 만들기 4: 자기효능감 증진하기

자기효능감이란 특정 상황에서 '내가 이런 행동을 하면 이 문제를 해결할 수 있다'고 믿는 신념이나 기대감이다. 사람은 시도해서 성공할 만한 일을 하고 싶어 하고, 해 봐야 실패할 것 같은 일은 하기 싫어 한다. 동기면담은 행동의 변화를 도모하는 대화 스타일이고, 내담자의 행동 변화를 도모하기 위해서는 내담자가 해 볼 만한, 해 보면 성공할 확률이 높을 만한 일을 시도하도록 격려한다. 특히 중독 문제가 있는 사람은 장기적인 계획을 세우고 미래를 계획하는 것을 어려워한다. 이러한 특성을 반영하여 AA에서는 당사자가 '해낼 만한' 일로서 '한 번에 하루씩 살자'라는 슬로건을 내건다. 평생 술을 마시지 않겠다는 약속보다는 '오늘 하루만 마시지 말자' '지금 1시간만 마시지 말자'는 약속이 훨씬 현실적이고 실현

가능성도 크다.

어떻게 하면 자기효능감을 증진할 수 있을까?

첫째, 대화 속에서 내담자의 강점을 찾아내는 것이다. 내담자의 말이나 행동에서 긍정적인 면을 발견하여 부각함으로써 강점으로 인정하고 자기효능감을 증진한다. 이때는 항상 구체적으로 언급하고 강점을 내담자의 속성으로 내재화되기 위해 '당신'을 주어로 표현한다(☞ 제4장의 '3. 핵심기술 2: 인정하기' 절 참조). 예를 들어, "M님 잘 하실 수 있잖아요."보다는 "M님께서 저와 하신 약속을 잘 지키셔서 오늘 상담에도 오셨지요. 약속을 중요하게 생각하시는 만큼 스스로와의 약속도 지키기 위해 노력을 많이 하실 것 같습니다."라고 말함으로써 내담자의 행동을 구체적인 강점으로 인정할 수 있다.

둘째, 과거의 성공 경험을 되짚어 보며 강점을 찾아내는 것이다. 사람은 누구나 변화를 겪는다. 본인이 의도하여 변화를 이끌어 낼 수도 있고 의도치 않은 환경 변화에 적응하며 변화할 수도 있다. 어느 쪽이라도 변화를 성공적으로 겪어 낸 것에는 차이가 없다. 지금의 내담자가 존재하게 한 성공 경험을 함께 되짚어 보는 것은 강점을 찾는 좋은 방법이다. 과거에 잠깐이라도 단주에 성공했거나 치료를 받으며 잘 지냈던 경험이 있다면, 그렇게 할 수 있었던 강점을 찾아본다. 지금 단주는 하지 않더라도 직장을 유지하고 있거나 본인이 해야 할 일이나 가치를 포기하지 않고 지낸다면 그렇게 유지하는 '비결'을 물어볼 수도 있다. 자신에게 중요한 일을 포기하지 않거나,

스스로나 남과 한 약속을 지키거나, 어려움에도 불구하고 끊임없이 시도하거나, 내키지 않더라도 새로운 환경에 적응하려 노력하는 모습이 숨어 있을 것이다. 그런 모습을 찾아내고 긍정적으로 지지한다면, 새로운 변화를 해낼 수 있는 자원으로 내재화할 수 있다.

중독 문제가 만성화될수록 '어차피 끊어 봐야 결국 다시 마시게 된다' '평생 마실 수밖에 없다'는 뿌리 깊은 좌절감이나 무력감을 느끼기에 재발이 더 쉽게 반복된다. 만성 중독자에게 자기효능감을 증진하는 것은 매우 어려운 일인 것이다. 그래서 사소한 것을, 어쩌면 도무지 강점으로 느껴지지 않는 것을 장점으로 만들어야 할 때도 있다. 강점을 계속 발굴하는 것은 희망의 끈을 놓지 않게 하여 치료를 포기하지 않게 하는 원동력이 된다.

다만, 강점이 만성화된 입·퇴원이나 중독 상태를 합리화하는 이유가 되지 않도록 해야 한다. 당사자가 음주 문제를 인식하여 스스로 입원하더라도 사회 복귀에 대한 계획 없이 병원에만 머무르고자 한다면, 중독의 대상이 병원으로 바뀌고 삶에는 변화가 없는 '병원 의존증'일 수 있다. 강점이 발전하지 않는다면 취약성이 될 수 있다. 따라서 지금의 강점을 뛰어넘어 아주 사소하더라도 새롭게 시도하는 것을 독려해야 한다. 예를 들어, 끈기가 있어서 치료를 포기하지는 않지만 아주 작은 갈망에 쉽게 넘어지며 증상이 자주 재발하는 내담자에게는 갈망에 대한 내성을 기를 만한 강점을 발굴하고, 지금의 삶의 방식을 뛰어넘는 새로운 시도를 하도록 변화의 필요성을 증진해야 한다.

8. 자가평정척도 이용하기

'오늘 기분을 점수로 나타낸다면?'과 같이 점수로 스스로의 상태를 평가하는 자가평가척도(self-rating scale)를 이용하여 변화 준비도를 높일 수 있다. 자가평정척도는 자신을 객관화하여 평가함으로써 현 상태를 확인하고 충족되지 않은 욕구를 찾아내는 데 도움이 된다. 또한 반복해서 평가하면 내담자의 변화 흐름을 이해할 수 있다. 동기면담에서는 변화와 관련된 세 가지 항목, 변화가 얼마나 중요한지(중요도), 변화에 얼마나 자신이 있는지(자신감), 변화를 실천할 준비가 어느 정도 되어 있는지(준비도)에 대해 자가평정척도를 이용한다(〈표 5-2〉 참조).

자가평정척도의 핵심은 점수를 파악하는 것보다 점수의 이유를 통해 내담자의 변화 준비도를 탐색 · 증진하는 데 있다. 이때 다음과 같은 질문을 활용한다.

〈표 5-2〉 변화와 관련된 자가평정척도 질문

중요도	자신감	준비도
• 지금 변화하는 것이 얼마나 중요합니까? • 0점은 전혀 중요하지 않고, 10점은 매우 중요하다는 의미라면 지금 몇 점입니까?	• 변화를 결심했다면 변화를 이룰 수 있는 자신감은 어느 정도입니까? • 0점은 전혀 자신 없다는 의미이고, 10점은 매우 자신 있다는 의미라면 지금 몇 점입니까?	• 지금 변화를 실천할 준비는 어느 정도입니까? • 0점은 전혀 준비되어 있지 않다는 의미이고, 10점은 완전히 준비되어 있다는 의미라면 지금 몇 점입니까?

출처: 신수경, 조성희(2015), p. 27에서 요약 · 정리함.

- 1~2점 낮은 점수가 아니라 지금 점수를 준 이유 질문하기(5점이라 대답했다면 왜 3~4점이 아니라 5점인지 물어보는 것): 변화대화를 이끌어 낼 수 있음(내담자가 언급한 점수보다 낮은 점수가 아닌 이유를 물어보는 것이 변화에 관한 대화를 이끌어 내는 데 도움이 됨. 반대로 높은 점수가 아닌 이유를 물어본다면 그만큼 중요하지 않다는 대답을 이끌어 내기 쉬움)
- 지금 점수에서 1~2점을 더 높이기 위해 필요한 것 질문하기: 내담자의 페인 포인트(pain point)를 파악하고 충족되지 않은 요구 확인 가능함
- 지금 점수에서 1~2점 높아진다면 그것을 확인할 방법 질문하기: 내담자가 변화 이후의 자신의 모습을 상상하도록 함으로써 변화대화를 이끌어 낼 수 있음
- 상담자가 예상했던 점수와 차이가 난다면 그 이유를 질문하기: 내담자와 상담자의 관점 차이를 파악할 수 있음

참고로 자가평정척도 점수로 변화의 단계를 추정하는 데 활용할 수도 있다. 자가평정척도 점수가 0~3점이라면 전숙고단계, 4~6점이라면 숙고단계, 7~10점이라면 준비, 실천, 유지 단계인 경우가 많다. 단, 어디까지나 추정치이므로 내담자의 반응(이유 설명, 대답하는 태도 등)과 함께 종합적으로 판단해야 한다.

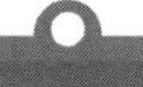

사례로 이해하는 동기면담 2

척도 이용하기

사례 1

상담자: N님께 술을 조절하는 것 또는 술을 끊는 것이 얼마나 중요하신지 한번 점수로 이야기해 볼 수 있을까요? 0점은 전혀 중요하지 않고, 10점은 그 무엇보다 중요하다는 의미라면 지금 몇 점일까요?

내담자: 6점 정도인 것 같습니다.

상담자: 그렇군요. 혹시 4점이나 5점이 아니라 6점이라고 말씀하신 이유가 있으신가요?

내담자: 5점보다 아래라고 하기엔 술이 제 삶에 미치는 영향이 적은 것 같지는 않은 것 같아요.

상담자: 그러시군요. 제가 이해하기로는 그간 N님께서 술은 스스로 조절할 수 있다, 문제가 없다고 말씀하셨던 것 같은데 어쩌면 생각보다 술이 N님의 삶에 많은 영향을 미치고 있다고 느끼시는 것 같습니다. 제가 이해한 것이 맞나요?

상담자는 변화가 중요한 정도를 물어봄으로써 필요성 수준을 점검한다. 내담자가 준 점수(6점)보다 낮은 점수를 주지 않은 이유를 물어봄으로써 변화대화를 이끌어 낼 수 있다.

사례 2

상담자: N님께서 술 마시는 날을 줄여 봐야겠다고 하셨는데요, 지금보다 한 주에 하루나 이틀 정도 안 마실 수 있다는 자신감을 점수로 표현해 볼 수 있을까요? 0점은 전혀 자신 없다는 뜻이고, 10점은 지금 당장이라도 시도하고 성공할 자신이 있다면 몇 점 정도 될까요?

내담자: 7점 정도 될 것 같네요.

상담자: 그렇게 점수를 주신 이유는 무엇인가요?

내담자: 10점이라고 하기엔 너무 자신만만하고 교만한 것 같은데, 자신은 있거든요. 그래서 7점이라고 생각했습니다.

상담자: 그렇군요. 혹시 그 점수를 8점으로 1점 올리려면 무엇이 더 필요할 것 같으세요?

내담자: 음…… 이번 주에 회식이 없으면 1점 더 올릴 수 있을 것 같은데요. (웃음) 회식 자리에서 거절하기가 쉽지 않아요.

상담자: N님의 절주가 성공할 것이라는 자신감이 8점이 된다면, N님의 모습이 어떨 것 같으세요?

내담자: 그건 쉬워요. 제가 회식 자리에 가서 상사보다 먼저 사이다를 시키면 돼요. 그렇게 하면 제가 오늘은 술을 덜 마실 생각이라는 것을 사람들에게 전달할 수 있고, 제 마음도 더 단단해질 테니까요.

상담자: 그렇다면 N님께서 회식 자리에서 사이다를 먼저 시키는 데 필요한 것은 무엇일까요? [내담자의 행동 변화를 촉구하는 핵심 질문의 변형]

내담자: 용기가 필요할 것 같습니다. 돌이켜 보면, 조금만 취하면 다들 서로 뭘 먹는지 신경도 안 쓰거든요. 그리고 그때까지의 인내와 사람들의 시선을 의식하지 않는 마음도 필요할 것 같습니다. 지금 이야기하며 느낀 것인데 사이다를 시키지 못하게 하는 사람은 없어요. 저 혼자서 불편하게 느꼈던 것 같습니다.

자기효능감 점수를 이용하여 회식이라는 걸림돌을 파악할 수 있었다. 이런 경우, 회식 자리에서 거절하기 어려운 이유를 탐색하고 해 볼 만한 전략을 함께 계획하는 것으로 이어 갈 수 있다. 이처럼 자가평정 척도를 이용하면 숨겨진 자신감이나 필요성을 파악하는 것뿐만 아니라 어려움이나 장애물도 함께 탐색할 수 있다.

9. 초점 맞추기

상담은 열려 있는 과정이기에, 상담자와 내담자가 주의를 기울이지 않으면 이런저런 피상적인 이야기에 빠져 중요한 이야기를 하지 못하고 헤매다가 끝나기 쉽다. 동기면담은 내담자의 가치를 탐색하고 가치에 부합한 삶으로 나아가도록 행동의 변화를 유발하는 '목적'을 가지고 있다. 따라서 상담의 효율과 내담자의 만족도를 높이기 위해서 대화의 공통 주제(의제, agenda)를 정하고 상담을 진행하는 것이 좋다.

'초점 맞추기'란 서로 다른 생각을 가진 두 사람이 의제를 선정하는 과정이다. 두 사람의 생각 차이만큼 의제가 아주 뚜렷한 것부터 명확하지 않은 것까지 범위가 다양하고, 의견 일치 정도를 딱 잘라서 말할 수 없기에 '스펙트럼'이라 표현하겠다([그림 5-4] 참조).

의제가 뚜렷하다면 그 주제에 관해 서로가 가진 정보를 교환하고 동기를 이끌어 내어 문제 해결의 방향으로 나가면 된다. 다만, 의제가 뚜렷하다고 해서 상담자가 일방적으로 상담을 주도하는 것은 좋지 않다. 의제가 뚜렷해도 열린 질문과 탐색을 통해 도움이 필

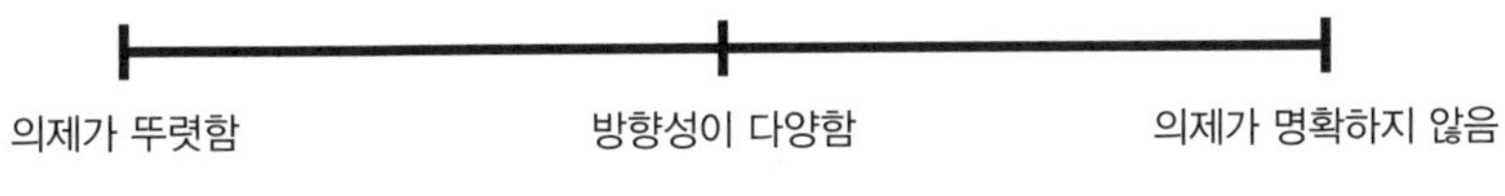

[그림 5-4] **초점 맞추기 스펙트럼**

요한 영역을 구체화하고 내담자가 필요로 하는 도움의 종류와 방식을 파악해야 한다.

반대로 의제가 전혀 명확하지 않을 수도 있다. 내담자가 자신의 삶에 중독보다 더 중요한 문제가 있다고 하거나, 반대로 어떤 문제도 없다고 주장할 수도 있다. 또는 내담자가 무슨 이야기를 해야 할지 감을 잡지 못하고 우왕좌왕할 수도 있다. 이런 경우라면 방향 잡기(orienting) 과정을 통해 앞으로 무슨 이야기를 할지 결정한다. 이때 열린 질문을 통해 내담자의 전반적인 생활 방식과 상황, 현재 생활에서 불만족스러운 부분을 탐색한다(☞ 제3장의 '4. 동기면담의 회기 흐름' 절 참조).

탐색 과정을 통해 내담자의 어려움이 추려지더라도 무엇을 가장 먼저 다룰지 결정하기 어려울 수 있다. 그럴 때는 의제도(agenda mapping)를 작성한다. 의제를 나열하고 내담자의 우선순위와 상담자의 우선순위를 함께 매겨서 그중 어떤 주제에 먼저 집중할지 함께 결정한다. 내담자가 여러 이야기를 한꺼번에 쏟아 놓을 때도 있다. 그럴 때는 내용에 압도되지 말고 "오늘 여러 이야기가 나왔고, 모두 중요한 이야기 같네요. 하지만 오늘 이 시간에 전부 이야기할 수는 없으니, 지금 무엇을 가장 이야기하고 싶은지 골라 보면 어떨까요?"라고 제안함으로써 상담을 효율적으로 이끌어 갈 수 있다.

10. 내담자와 상담자가 이야기하고 싶은 것이 다를 때

대부분의 상담에서는 '주호소(chief complaints)'가 의제가 된다. 따라서 중심 주제는 어느 정도 결정되어 있는데 동기면담에서도 그러하다. 하지만 내담자 중심(client-oriented)이라는 동기면담의 정신에 따르면 의제는 '내담자에게서' 와야 한다.

만약 내담자가 중독에 대해서는 전혀 이야기하기를 원치 않고, 자신의 음주는 가족과의 갈등 때문이라며 가족 상담을 강력하게 원한다면 어떻게 해야 할까? 상담자에게 '당신이 술을 마시니까 갈등이 생기는 것'이라고 직면하고 싶은 마음이 들 것이다. 이는 틀린 말은 아니지만 적어도 상담을 진행하는 데는 도움이 되지 않는다. 동기면담 상담자는 내담자가 그렇게 이야기하는 이유를 충분히 탐색하고 내담자의 위치에서 상황을 바라보며 내담자에게 공감하는 데서 시작해야 한다. 내담자는 자신을 중독자로 낙인찍은 가족에게 매우 서운하고 억울한 마음이 들었을 것이다. 상담자가 내담자의 감정을 충분히 반영한다면, 반드시 술에 관해 이야기할 기회도 온다.

하지만 내담자가 끝까지 술은 문제가 아니고 가족이 바뀌는 것이 우선이라고 주장한다면 어떻게 하면 좋을까? 상담자의 마음이 점점 조급해질 것이다. 그래서 이야기를 끊고 "O님은 술이 문제가 아니라고 하셨는데 술이 바로 그 갈등의 원인인 것 같습니다."라고 한다면 상담이 어떻게 흘러가게 될까? 갑작스러운 교정반사에 마음이 상한 내담자가 더 이상 대화에 참여하지 않으려 할 것이다.

상담자의 의무는 내담자가 꼭 들어야 할 이야기가 있다면 전달하는 것이며, 그 이야기를 어떻게 전달하는지가 중요하다.

"지금까지 이야기를 잠깐 정리해 봐도 될까요? O님께서는 술이 문제가 아니라 가족이 문제이기 때문에 가족이 변해야 한다고 말씀하시는 것으로 이해했는데 제가 맞게 이해했나요? 저는 O님께서 당연히 그렇게 생각할 수 있다고 생각합니다. 한편, 저로서는(이것이 상담자의 입장이고 내담자가 반드시 동의해야 하는 것은 아니라는 의미를 내포함) O님이 비록 가족에게 스트레스를 받아 술을 마신다고는 하셔도 음주의 정도가 O님의 삶에 어려움을 주는 수준이 아닐까 걱정이 되기도 합니다. 그래서 괜찮으시다면 그 이야기를 잠깐 나눠 보고 싶은데 어떠신가요?"

내담자의 사정과 감정에 충분히 공감하면서 동시에 상담자도 특정 사안에 대해 내담자와 의견을 나누고 싶다고 정중하게 부탁한다. 이때 내담자가 상담자의 의견에 동의하지 않을 수 있음을 인정하고 자율성을 존중하는 방식으로 전달해야 한다(☞ 이 장의 '11. 까다로운 주제 다루기' 절 참조).

사례로 이해하는 동기면담 3

초점 맞추기

상담자: 안녕하세요. 오늘 어떻게 오시게 되셨나요? [열린 질문]

내담자: 글쎄요. 아내가 제게 술 문제가 있다고 하네요.

상담자: O님께서는 그렇게 생각하지 않으시는데 아내가 문제라고 했다는 말씀이네요. [단순반영]

내담자: 그게 문제예요. 내가 왜 술을 마시는지는 관심도 없으면서, 술상 한 번 내오지 않으면서, 뭐가 문제라는 건지 도통 이해가 안 되네요.

상담자: O님이 술을 마시는 이유가 있다고 말씀하시는 것 같네요. [술 마시는 이유에 대한 질문은 내담자의 음주를 합리화할 수 있지만, 상담 초반에는 대화를 촉진하기 위해 사용하기도 함]

내담자: 나가서 열심히 일하지, 월급일에 따박따박 돈 갖다 주지, 다른 데 한눈 안 팔지. 단지 일이 힘들고, 스트레스 풀 만한 게 없어서 술 마시는 것을 가지고 저렇게 바가지 긁을 일인지. 뭐만 하면 술이 문제라며 바가지나 긁고 고마운 줄도 모르고. 항상 불만만 많고 자기 잘못은 모르고 저만 문제라고 하니까 저도 힘들다니까요.

상담자: 그런 마음을 아내분께 말씀해 보신 적 있으신가요?

내담자: 왜 없어요. 당연히 있죠. 그래 봤자 제가 또 핑계 댄다고만 하고 곧이곧대로 들어 주질 않으니까. 저도 진절머리가 나요.

상담자: O님 말씀을 들어 보니 O님께서 아내와 소통이 힘들다고 하시는 것 같습니다. [심층반영]

내담자: 맞아요. 사람들이 어디 맨정신에 무슨 속 이야기를 잘 합니까? 속내를 좀 이야기하려고 술을 마실 때도 있어요. 그러면 술 마셨다고 이야기를 안 들어 주니까요. 저는 알코올 중독자가 아니에요.

상담자: O님께서는 아내분이나 제가 O님을 중독자라고 할까 봐 걱정하셨을지도 모르겠습니다. [심층반영-감정] 이야기를 들어 보니 O님께서는 누구보다 열심히 살고 있는데 가족이 알아주지도 않고, 어쩌면 그런 O님 마음을 알아주는 건 술밖에 없다는 말씀 같기도 해요. 저는 O님이 중독자다 아니다를 판단하기 이전에 O님의 삶이 만족스러우신지, 어려움이 있다면 어떤 점인지, 혹시 제가 도와드릴 만

한 게 있는지 궁금합니다.

내담자: 아내에게 제가 중독자가 아니라고 좀 해 주세요.

상담자: O님께서 원하는 부분이 가족과 음주에 대한 오해를 풀고 싶다는 것으로 이해했는데 맞나요? 제가 O님을 도와드리려면, 먼저 술에 관한 이야기를 들어 봐야 할 것 같습니다. 그러고 나서 가족과 어떻게 대화하면 좋을지 다시 이야기해 보면 어떨까요?

내담자 O는 본인의 음주가 아니라 가족의 태도가 문제라는 이야기를 반복하고 있다. 본인의 행동 변화가 아니라 타인의 행동 변화를 요구하고 있어 의제가 뚜렷하지 않은 상황이다. 상담자는 교정반사를 하지 않고 열린 질문과 탐색을 통해 내담자의 요구가 무엇인지 파악한다. 그다음에 내담자의 삶의 불만족스러운 부분과 상담 이유를 연결하여 내담자의 고충을 해결하고자 한다는 것을 전달한다.

초점 맞추기는 상황에 따라 다르게 전개될 수 있다. 어떠한 상황이어도 상담자가 임의로 의제를 결정하고 이야기를 이끌어 가는 것이 아니라 내담자와의 합의와 자율성 존중을 통해 의제를 도출하는 것이 중요하다.

11. 까다로운 주제 다루기

때로 상담자는 내담자가 원치 않는 주제에 대한 이야기를 꺼내야 한다. 앞의 내담자 O처럼 음주에 관해 말하고 싶어 하지 않는 경우, 억지로 음주 이야기를 꺼내면 내담자는 자백을 강요당하는 것처럼 느낄 것이다. 따라서 내담자가 원치 않는 이야기를 할 때는 그

내용이 내담자의 상황 및 관점과 어떻게 연결되어 있는지를 먼저 파악한 후 정보를 전달해야 한다.

까다로운 주제를 꺼낼 때 가장 접근하기 쉬운 방식은 전형적인 하루에 대해 질문하는 것이다. 내담자에게 아침에 일어나서 잠들 때까지 어떻게 지내는지 구체적으로 물어봄으로써 내담자의 삶에서 중독과 연결된 영역을 파악할 수 있다. 열린 질문만을 할 경우, 내담자가 중독과 관련된 부분을 축소해서 보고하거나 피하려 할 수 있다. 특히 상담자와의 관계가 충분히 형성되지 않았거나, 상담이 안전하지 않다고 느끼지 않는다면 그럴 가능성이 크다. 따라서 열린 질문과 닫힌 질문을 적절하게 조합하고, 내담자가 취조받는 느낌이 들지 않도록 행동을 정상화하는 표현을 함께 사용한다. '행동 정상화'란 일상적으로 자주 벌어지는 행동을 말로 표현하는 것이다. 즉, 행동 정상화는 옳고 그름을 떠나 일상적으로 벌어지는 일이기에 내담자를 비난하거나 문제 삼지 않겠다는 상담자의 의도를 전달하는 것이다. 내담자는 행동 정상화를 통해 자기방어를 덜 하고 더 솔직하게 대답하기 쉬워진다. 예를 들어, "언제부터 술을 마셨나요?"보다는 "많은 사람이 고등학교 시절에 처음 술을 입에 댑니다. P님은 어떠신가요?"가, "처음 계획보다 과음하시나요?"보다는 "술이 술을 마신다는 말처럼 때로는 의도치 않게 생각보다 많은 양의 술을 마시기도 하지요. P님은 어떠신가요?"라는 질문이 솔직하게 대답하기 쉽다.

까다로운 주제를 다룰 때 상담자는, 특히 단어 선택과 비언어적인 표현에 신경을 기울여야 한다. 적절한 눈 맞춤, 내담자의 이야기를 경청하는 자세(몸을 내담자 쪽으로 약간 기울이고 집중하는 것), 적절한 추임새 등은 인간적인 호기심을 비언어적으로 표현하는 방법이다. '중독'이나 '문제'라는 단어는 내담자를 위축하게 하고 자신의 상황을 방어하고 변명하게 만들 수 있다. 가능하다면 '어려움'이나 '습관'이라는 표현을 사용하는 것이 좋다. '치료'라는 표현도 병원 밖에서는 저항을 불러일으킬 수 있어 '도움'이라고 표현하는 것이 부드럽게 들릴 수 있다.

내담자가 여전히 중독을 문제라고 여기지 않고 치료나 개입의 필요성을 부인한다면 어떻게 해야 할까? 상담자에게는 치료나 개입을 하지 않을 시 내담자에게 예상되는 어려움과 내담자가 받을 수 있는 도움 등을 전달할 책무가 있다. 이때 '당신의 ~한 점이 문제입니다'(You-message)라고 직설적으로 표현하기보다 '저는 ~한 점을 걱정합니다'(I-message)라는 표현을 통해 상담자의 걱정을 전달한다.

종종 '너무 내담자에게만 맞추는 것 아니냐, 이렇게까지 할 필요가 있느냐'는 질문을 받는다. 동기면담은 내담자 중심 상담이자 목적을 가진 상담이기에 내담자의 속도에 맞추면서 목적(행동 변화)을 도모하는 것이 중요하다. 보기에도 좋은 떡이 먹기에도 좋듯이 듣기에 너무 거슬리지 않는 이야기가 나중에 소화하기도 좋다. 상담에 대한 좋은 기억은 지금 당장 내담자의 변화를 이끌어 내지 못하더라도 나중에 내담자가 상담이 필요하다고 느낄 때 용기를 낼 수 있게 돕는다.

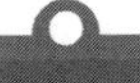

사례로 이해하는 동기면담 4

까다로운 주제 다루기

상담자: 안녕하세요. 처음 뵙겠습니다. 오늘은 어떻게 오셨습니까?

내담자: (상담자와 눈을 맞추지 않고 먼 산을 바라봄) 제가 큰 문제가 있는 것은 아니고. 손발이 좀 저리고 몸이 안 좋아요. 그래서 아이들이 가자고 하더군요.

상담자: 컨디션이 썩 좋지 않으셨군요. 의뢰서를 보니 대학병원 내과 선생님께서 P님이 4년 전부터 매일 막걸리를 2~3병 드시고 식사를 안 하신다고 적혀 있군요. 최근에는 기억력이 저하되고 팔다리의 저림과 통증, 조절되지 않는 당뇨와 시력 상실이 있어 술을 더는 드시면 안 되는 상황인데, 퇴원하고 바로 다시 술을 드셔서 응급실에 가셨군요. 그래서 입원을 의뢰해 주셨네요. [문제가 있다고 단도직입적으로 직면하는 대신 객관적인 자료를 함께 읽음으로써 내담자의 불쾌감을 줄이고 대화 참여를 이끌어 내고자 함]

내담자: 네. 팔다리가 저려서 아주 못 살겠네요. (경직된 표정) 그렇긴 해도 입원할 생각이 없고 술을 끊을 생각도 없습니다.

상담자: 제가 강제로 P님이 술을 끊게 할 수는 없지요. 술을 마시고 마시지 않고는 P님께서 결정하실 부분이라고 생각합니다. [자율성 강조] 다만, 괜찮으시다면 여기서 술에 대해 조금 더 이야기해도 될까요? P님께서는 술에 대해 어떻게 생각하세요?

내담자: (약간 누그러진 표정) 술을 안 마시면 불안하고 손발 저림이 너무 심해요. 그래도 지금처럼 마시면 안 된다고는 생각합니다. 마음만 먹으면 제가 조절할 수 있고요. 한동안 술을 마시지 않고 지낸 적도 있습니다.

상담자: 일단 술을 마시면 술이 술을 마신다는 말이 있듯이 어떤 분들은 정해 둔 양보다 많이 마시고 후회하기도 하시더라고요. [행동 정상화] P님은 그런 일은 없으신가요?

내담자: 왜 없겠습니까. 저도 당연히 있죠. 다음 날 아침에 어제 왜 그랬을까 한숨 쉬고, 오늘은 절대 마시지 말아야겠다고 생각해도 오후만 되면 이상하게 불안해져서 술 생각이 너무 간절해요. 딱 한 잔만 마시면 다 해결될 것 같아서. 그래서 조금만 마시려고 합니다. 소주는 안 마시고 막걸리만 마셔요. 막걸리는 약하니까 괜찮지 않나요?

상담자: 많은 분께서 그렇게 물어보십니다. 제게 물으신다면 알코올 도수의 차이는 있지만 같은 술이라고 대답할 수밖에 없습니다만, P님의 생각은 어떠신가요?

내담자: 술은 술이지요. (잠시 침묵) 그러면 선생님은 제가 알코올 중독자라는 거예요?

상담자: 잠깐 이야기 나눈 것만 가지고 P님이 중독자라고 판단할 수는 없습니다. 다만, 술이 P님의 삶에 어떤 영향을 주는지 함께 알아보고, P님의 삶이 좀 더 편안해지려면 무엇이 필요한지 함께 고민하고 싶습니다.

내담자: (잠시 고민) 선생님 생각에 제가 중독인가요?

상담자: P님은 '중독'이 무엇이라고 생각하시나요?

내담자: 모르겠습니다. 적어도 저는 술 마시고 길에 쓰러져 있거나 노숙하지는 않잖습니까?

상담자: 중독에 대해 물으셨으니, 잠깐 중독에 관해 설명해 드려도 될까요? [허락 구하기] 중독의 의학적 정의는 '술이 조절되지 않아서' '생활에 어려움이 생기는 것'입니다. 의도했던 양보다 많이 마시거나, 과음으로 인해 해장까지 시간이 오래 걸리거나, 그런 일로 몸이 아프거나, 일하거나 또는 가족이나 대인관계에 어려움이 있는 경우가 해당합니다. 그래서 중독은 비교적 가벼워 보이는 것부터 상당

히 심각한 것까지 폭이 매우 넓어요. 어쩌면 P님께서는 술병과 함께 길에 쓰러져 있는 노숙인이 중독자라고 생각하셨는지도 모르겠습니다. 틀리지는 않지만, 그보다 훨씬 많은 중독자는 회사도 다니고 가정도 꾸리고 나름 일상생활을 합니다. 그리고 중독은 뇌의 병이기 때문에 적절한 치료를 받으면 회복할 수 있습니다. **[정보 제공하기]** 설명을 들어 보니 어떠신가요? **[피드백 이끌어 내기]**

내담자: 선생님 설명대로라면 제가 중독이 맞는 것 같네요. (잠시 침묵) 그래도 전 입원은 안 합니다. 절대 못 해요.

상담자: 입원을 절대 못 하는 이유가 있으신가요?

내담자: 저는 그렇게 심한 중독자가 아니에요. 제가 알아서 조절합니다.

상담자: P님께 어려운 말씀을 드려야 할 것 같습니다. **[허락 구하기]** 스스로 술을 조절해 보려는 오랜 시도에도 불구하고 P님의 신체 컨디션과 상황은 점점 악화되었고, 진료실 문을 나가면 다시 술 생각이 간절해지고 쉽게 구할 수 있는 환경에 돌아가게 됩니다. 저로서는 음주가 더는 P님 본인을 위험하게 하지 않게 하도록 물리적으로 술을 마실 수 없는 환경을 마련하는 가장 확실하고 안전한 방법인 입원을 권할 수밖에 없습니다. **[정보 제공하기]** 하지만 입원을 하게 되어도 병동에서 어떻게 지내실지, 앞으로의 삶을 어떻게 계획하고 준비할지는 전적으로 P님께 달려 있습니다. **[자율성 존중]**

내담자가 원치 않는 정보를 교환해야 할 때 상담자의 마음은 어렵다. 하지만 조급하지 않고 사람 대 사람으로 정중하게 예의를 갖추고 대화를 시작한다면 내담자의 삶에서 새로운 변화를 이끌어 낼 기회를 포착할 수 있다. 전숙고단계의 내담자에게 교정반사나 직면으로 반응하는 대신 인간적인 호기심과 연민으로 반응한다면 내담자와의 첫 만남이 설레는 시간이 될 것이다.

생각해 볼 이야기 3

중독의 치료에서 동기면담이 꼭 필요한 이유

동기면담은 중독자를 부드럽게 감싸 안을 수 있는 다음과 같은 특징을 가진다.

첫째, 동기면담은 '중독자의 긍정적인 면'을 적극적으로 발견하고 강화한다. 오랜 중독 문제를 가진 중독자는 본인이나 주변 사람들에게 긍정적인 인정을 받지 못한 채 지내는 시간이 매우 길다. 이들은 술에 취했을 때만 채워지는 허상의 만족감을 느끼며 지냈다. 동기면담은 내담자의 강점을 인정하고 치료의 도구로 사용한다. 또한 재발했을 때도 질책당하는 대신 '그간 고생하였다. 그래도 다시 치료에 와 줘서 고맙다'고 말하며 내담자의 노고를 인정한다. 이는 내담자를 만성 질환에 투병하며 애쓰는 한 존재로 인정하고 긍정하는 효과를 보인다.

둘째, 동기면담은 '변화대화'에 초점을 맞춘다. 중독에 매몰되어 있을 때는 미래를 보지 않는다. 많은 중독자가 '이렇게 마시다가 죽겠구나'라고 생각한다. 동기면담은 실패보다는 작은 성공, 유지보다는 변화에 초점을 맞추고, 내담자의 행동 변화가 미래의 긍정적인 변화로 이어질 수 있다는 희망을 제시한다. 이는 내담자에게 '나도 다시 살아볼 수 있다'는 메시지가 된다.

셋째, 동기면담은 '자율성'을 강조함으로써 내담자의 자존감이 깎이지 않도록 돕는다. 중독자는 자신에게 문제가 없다고 생각하고, 문제가 있어도 자신이 할 수 있는 일은 없다고 오해한다. 이러한 모습이 안타까운 가족과 상담자는 내담자가 변하기를 바라는 마음에 화도 내고 협박도 하고 회유도 하며 변화시켜 보려 하지만, 이는 오히려 내담자의 자존감을 깎아내리고 마음을 닫게 만든다. 자율성을 강조하는 것은 내담자가 현실을 수용하고 스스로 해 볼 수 있는 일을 찾도록 돕는다.

중독의 치료는 동기면담에서 시작한다. 내담자가 변화에 대한 의지(will)를 다질 때, 중독에서 벗어나기 위해 기꺼이(willingly) 도움을 받고 새로운 삶을 살아 볼 마음을 가질 수 있다.

제6장

변화대화와 동기 이끌어 내기

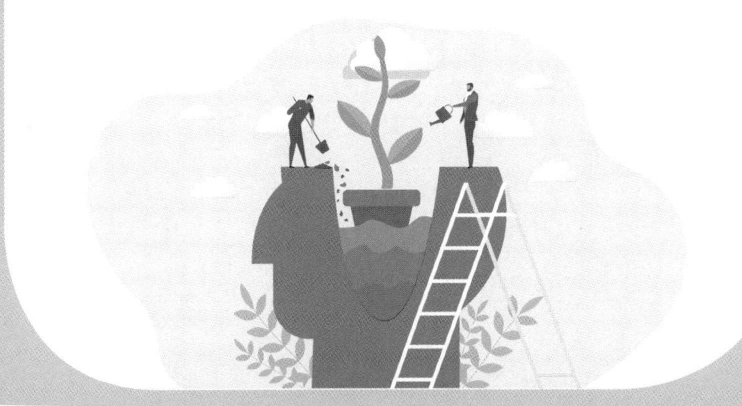

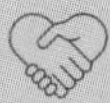

"새로운 행동을 실행하는 자기 모습을 마음속에 그릴 수 있어야 한다. 간간히 하는 것만으로는 충분하지 않다. 오랜 세월 몸에 밴 나쁜 습관이 떠오를 때마다 새로운 행동을 실천하는 자기 모습을 떠올려야 한다."

(Ludwig, 1988)

1. 숨은 변화대화 찾기

상담자로서 다음과 같은 말을 들으면 어떻게 대답하는가?

① 제가 생각한 것보다 피해가 크네요. 조처가 필요할 것 같아요.
② 이대로는 안 될 것 같아요. 그런데 뭘 해야 할지 모르겠어요.
③ 저는 솔직히 문제가 없다고 생각해요.
④ 저만 그런 문제가 있는 게 아니에요.
⑤ 노력은 해 보겠지만 아마 안 될 거예요.
⑥ 더는 이야기하고 싶지 않네요. 불쾌해요.

동기면담은 변화를 이끌어 내는 것을 목표로 한다. 따라서 동기면담 상담자는 내담자와 대화할 때 '이 이야기가 변화에 가까운 대화인가, 현상 유지에 가까운 대화인가'를 구분해야 한다. ①과 ②는 변화에 가깝고, ③에서 ⑤까지는 현상 유지에 가깝다. 동기면담에서는 ①과 ②처럼 변화에 가까운 진술을 '변화대화'라고 하고, ③에서 ⑤처럼 현상 유지에 가까운 진술을 '유지대화'라고 한다. ②는 이대로는 안 된다는 '변화대화'와 '그러나 어떻게 해야 할지 모르겠다(그러니 이대로 있을 수밖에 없다)'는 '유지대화'가 혼재되어 있다. 이처럼 두 가지 모순된 감정이 함께 있는 것을 '양가감정'이라고 한다.

⑥은 현상 유지에 더해 더 이상 대화를 원치 않는 것으로 정신과에서는 흔히 '저항'이라고 부르는 상황이다. 밀러와 롤닉 박사는 내담자가 거부적인 태도를 보이는 것을 초창기에는 '저항'으로 통칭했지만, 나중에는 내담자 측의 현상 유지 요인이 강한 '유지대화'와 상담자의 변화 강요에 대한 반응인 '불협화음'으로 구분하였다. ⑥은 '불협화음'이고 유지대화와는 다른 접근 방법이 필요하다. 이 장에서는 변화대화를 찾고 증진하는 방법, 불협화음과 양가감정을 다루는 기술에 대해 살펴보겠다.

2. 변화대화

'변화대화'란 변화를 긍정하는 모든 진술이다. 변화는 '행동'이기 때문에 변화대화는 변화된 특정 행동을 나타내는 '동사'가 포함되고 주어는 내담자 본인이며 현재 시제로 표현된다. 미래에 대한 기대가 실제 현실로 이루어지는 경향성을 의미하는 자기충족적 예언(self-fulfilling prophecy)처럼, 내담자에게서 나온 변화대화는 행동 변화를 예측하는 강력한 요인이다. 막연한 생각에만 머물러 있는 것보다 언어로 표현하는 것("내가 이렇게 할 거야." 또는 "변하고 싶어.")이 우리의 행동에 더 큰 영향력을 행사한다.

변화대화는 변화를 준비하는 표현인 '변화준비언어(preparatory language)'와 좀 더 임박한 실행을 암시하는 '변화실행언어(mobilization language)'로 분류할 수 있다.

변화준비언어란 말 그대로 변화를 준비하는 단계에 있는 진술이다. 변화준비언어는 〈표 6-1〉처럼 변화를 향한 열망(Desire), 변화를 이루어 내는 능력(Ability), 변화의 이유(Reason), 절박한 변화 필요성(Need)으로 구분할 수 있고, 앞글자만 따서 DARN이라고 부른다. DARN은 변화의 세 가지 요소인 중요성, 자기효능감, 준비도와 연관되어 있으며, D, R, N은 중요도, A는 자기효능감 측면에서 동기를 증진할 수 있다. 이 범주를 꼼꼼하게 외우고 정확하게 구분해야 하는 것은 아니지만, 어떤 범주인지 파악하는 것은 현재 내담자가 변화의 어느 요소에 관해 이야기하는지 이해하고 강화하는 데 도움이 된다. 또한 언급하지 않은 요소를 통해 잠재적인 취약점을 파악하여 대책을 마련할 수 있다.

〈표 6-1〉 변화준비언어의 종류

종류	설명	예시
D (Desire, 열망)	일반적으로 '~하고 싶다'로 끝나는, 변화하고자 하는 열망을 나타냄	"지금보다는 나아졌으면 좋겠어요."
A (Ability, 능력)	일반적으로 '~할 수 있다'로 끝나는, 자기효능감에 대한 진술로 문제가 되는 영역을 바꿀 수 있다는 믿음	"술을 마시지 않고도 잘 지낼 수 있어요."
R (Reason, 이유)	변화로 얻을 수 있는 구체적인 이득을 나타냄	"내가 그렇게 술을 많이 먹지 않으면 아내의 잔소리가 줄 거예요."
N (Need, 필요)	변화의 필요성을 절박한 언어로 표현함(구체적 이유는 언급하지 않음)	"저는 꼭 바뀌어야 해요."

변화실행언어란 변화를 행동으로 옮기는 것에 관한 구체적인 진술이다. 변화실행언어는 〈표 6-2〉처럼 변화하겠다는 약속을 의미하는 결심 공약(Commitment), 변화 행동을 향한 의지와 준비도를 내포하는 활성화(Activation), 실천(Taking steps)으로 구분하고, 앞글자만 따서 CAT이라고 한다.

〈표 6-2〉 변화실행언어의 종류

종류	설명	예시
C (Commitment, 결심 공약)	행동하겠다는 행동 단어(동사)가 포함됨	"~을 할 예정/생각/계획입니다."
A (Activation, 활성화)	행동할 의지와 준비도를 보여 줌(결심 공약처럼 구속력 있는 약속은 없음)	"~를 해 볼 마음의 준비가 되었습니다."
T (Taking steps, 실천)	이미 행동을 실천함(시험적인 실천 포함)	"지난주에 AA에 다녀왔습니다."

변화대화와 동기 유발하기의 주요 목적은 '결심 공약'을 이끌어 내는 것이다. 결심 공약은 변화 실천으로 이어지는 첫걸음이다. 활성화와 시험적 실천이 결심 공약에 선행하고, 변화준비언어가 누적되면 활성화와 시험적 실천으로 이어진다. 그리고 변화준비언어가 쌓이려면 안전하고 안정적이며 긍정적인 협동 관계가 마련되어 있어야 한다([그림 6-1] 참조).

내담자가 음주를 지속하거나 행동 변화가 보이지 않지만 꾸준히 상담에 오는 것을 일종의 시험적 실천이다. 만약 내담자가 행동을

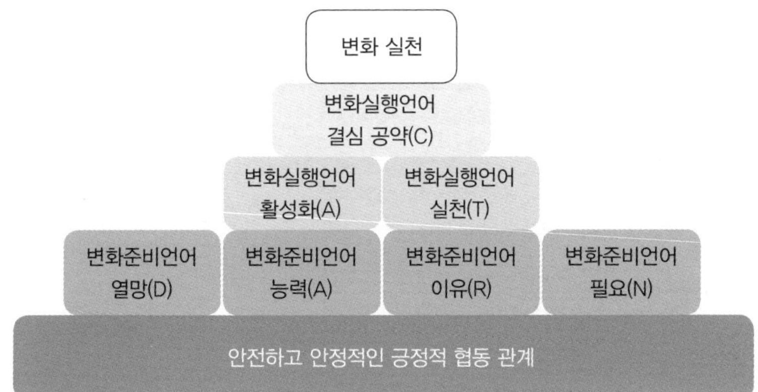

[그림 6-1] **변화 실천의 기반**

변화시키고자 하는 마음이 없다면 상담에 올 필요가 없을 것이다. 내담자가 상담에 오는 것을 그 자체로 변화를 시도하고 있는 것으로 보고 상담마다 충분히 지지하고 격려하는 것이 좋다.

3. 유지대화

유지대화는 변화대화의 반대로 현상 유지에 무게를 둔 모든 진술이다. 변화준비언어처럼 유지대화도 유지하고 싶은 열망(Desire), 현상 유지에서만 기능하는 능력(Ability), 현상 유지의 이유(Reason), 절박한 현상 유지 필요성(Need)으로 구분할 수 있다(〈표 6-3〉 참조).

유지대화가 나온다고 내담자가 전혀 변화를 원하지 않는 것은 아니다. 변하고자 하는 마음 이면에는 변화에 대한 두려움이나 걱정이 있고, 양가감정은 정상적이다. 유지대화가 나올 때 상담자가

〈표 6-3〉 유지대화의 종류

종류	설명	예시
D (Desire, 열망)	현상 유지를 지속하고자 하는 열망을 나타냄	"이대로 있고 싶습니다."
A (Ability, 능력)	변화에 대한 낮은 자기효능감에 대한 진술로 변화할 수 없다는 믿음	"노력은 해 봤지만 아마 안 될 거예요."
R (Reason, 이유)	현상 유지의 구체적인 이득을 나타냄	"술을 마시면 대화가 훨씬 잘 돼요."
N (Need, 필요)	현상 유지의 필요성을 절박한 언어로 표현함	"술을 반드시 끊어야 한다고 생각하지 않아요."

조급해져서 변화를 강요하면 유지대화가 공고해지거나 불협화음을 이끌어 낼 수 있다.

유지대화에는 변화대화가 숨어 있는 경우가 많다. 따라서 무조건 유지대화를 무시하기보다 판단하거나 비판하지 말고 반영적으로 경청해야 한다. 내담자가 어떤 측면에서 변화를 꺼리고 현재 상태에 머무르고자 하는지를 탐색함으로써 숨어 있는 변화대화를 이끌어 낼 수 있다.

변화대화와 유지대화는 매우 다양하다. 내담자의 내적 혼란과 양가감정을 반영하기 때문에 이 둘을 구분하기 어려울 정도로 모호한 표현도 많다. 다음에 다양한 사례를 제시하였으니 참고가 되면 좋겠다.

〈표 6-4〉 변화대화와 유지대화의 예

변화대화	유지대화
"술을 끊고 싶어요." (D)	"술을 끊고 싶지 않아요." (D)
"지금보다 나아지고 싶어요." (D)	"이대로 계속 지내고 싶어요. 변화를 원하지 않아요." (D)
"한 달 정도라면 술을 마시지 않고 지내 볼 수 있어요." (A)	"술을 끊기는 어려울 것 같아요." (A)
"제가 정말 술을 끊으려고 한다면 끊을 수 있어요." (A)	"노력은 해 보겠지만, 아마 금주는 안 되지 않을까요." (A)
"술을 마시면 업무에 집중이 안 되고 가족과 사이가 나빠져요." (R: 현상 유지의 불이익은 변화의 이유와 연관이 있음)	"술을 마시지 않으면 잠을 잘 수가 없어요." (R)
"가족의 신뢰를 회복하려면 제가 도박을 끊어야 돼요." (R)	"친구들과 어울리려면 술이 꼭 필요해요." (R)
"저는 꼭 단주를 해야 해요." (N)	"저는 마약을 끊을 수가 없어요." (N)
"지금과 같은 패턴으로 계속 마시면 큰일 날 것 같아요." (N)	"술 없이 살 수 없어요." (N)

* 괄호 안은 변화준비언어 · 유지대화의 종류(D = 열망, A = 능력, R = 이유, N = 필요)

사례로 이해하는 동기면담 1

변화대화와 유지대화

사례 1

내담자: 일단 약속대로 한 주는 음주하지 않고 지냈습니다만 앞으로도 이렇게 할 수 있을지는 장담 못 하겠습니다.

상담자: 지난번에 어려울 것 같다고 하셨는데, 저와 한 약속을 지켜 주셨네요. 어떻게 한 주간 마시지 않고 지낼 수 있으셨나요?

내담자의 말에는 변화대화(시험적 실천)와 유지대화(능력)가 혼합되어 있다. 상담자는 변화대화에 힘을 실어, 변화를 향한 능력을 부각하는 질문을 통해 변화대화를 추가로 이끌어 내고자 한다.

사례 2

내담자: 이번 주도 너무 힘들었어요. 지금처럼 도박을 하다간, 결국 예전처럼 감당하지 못할 빚 때문에 죽고 싶을 것 같다는 것은 알겠어요. 하지만 도박은 계속하게 돼요.

상담자: Q님께서 비록 아직 도박을 하고는 있지만, 지난번보다 이대로는 안 된다는 생각이 훨씬 많아지신 것 같네요. 어떤 점에서 그런 생각이 드셨나요?

내담자: 도박을 해도 스트레스, 안 해도 스트레스예요. 그리고 계속 이렇게 가면 어떻게 될지는 뻔하니까 그러고 싶지 않아요.

상담자: 그런 생각 때문에 진지하게 단도박이 필요하다고 느끼셨던 것 같네요.

내담자는 비록 도박은 하고 있지만(유지 상태) 변화의 필요성을 표현하고 있다. 상담자는 유지 상태를 비난하기보다 변화의 필요성에 초점을 맞추고 내담자의 변화를 향한 진지한 태도를 반영한다.

사례 3

내담자: 술을 마시고 나면 약간의 불안정한 기분이 오잖아요. 그게 저를 더 창조적인 인간으로 만드는 것 같아요.

상담자: 그렇게 느끼셨음에도 불구하고 Q님께서 오늘 시간을 내서 단주 상담을 받으러 오신 있는 이유도 있으실 것 같습니다.

내담자는 유지대화(이유)를 하고 있다. 그럼에도 불구하고 상담자는 내담자가 상담 현장에 나온 것(변화 행동)을 지지하며 변화대화를 이끌어 내고자 한다.

4. 불협화음

불협화음은 내담자가 상담자를 밀어내는(대항) 반응이다. 대항의 수준은 약속 사항을 불완전하게 지키거나 치료 약속을 지키지 않는 것, 문제를 축소하거나 부인하는 것, 변명하고 투사(남 탓하기)하는 것, 치료나 회복에 대한 비관적인 태도와 같은 소극적인 형태에서 논쟁이나 상담에 대한 평가절하, 상담 진행을 방해하는 것과 같은 적극적인 형태까지 다양하다.

보통 내담자가 상담자를 밀어내는 것은 치료나 변화에 '저항'하는 것으로 이해한다. 하지만 동기면담에서는 상담자가 내담자에게 언어적 · 비언어적으로 변화를 '강요'할 때(교정반사가 있을 때) 불협화음이 나타나는 것으로 이해한다. 내담자가 불협화음을 보일 때 상담자는 '내담자가 변화에 저항하고 있다'고 이해하기보다 '혹시 내가 내담자에게 변화를 강요하는 태도를 보인 것은 없나' 점검해야 한다.

상담자와 내담자의 관계가 불안정한 상태에서 불협화음이 발생한다면 상담이나 치료를 중단하게 하는 요인이 될 수 있다. 따라서 동기면담 상담자는 불협화음을 증가시킬 수 있는 다음과 같은 상담 태도를 취하지 않도록 주의해야 한다.

- 논쟁하기, 반대하기, 도전하기
- 판단하기, 비판하기, 비난하기
- 부정적 결과에 대해 경고하기
- 논리와 증거를 가지고 설득하려고 노력하기
- 저항하는 이유에 대해 해석하거나 분석하기
- 권위를 가지고 직면시키기
- 회의적 태도나 신뢰하지 않는 태도 보이기

상담자의 권위를 앞세워 내담자에게 변화를 강요하거나, 내담자를 설득하기 위해 논리와 증거를 앞세우거나, 내담자에게 부정적인 결과를 경고하는 것은 내담자의 자율성을 훼손하기 쉽다. 예상되는 부정적인 결과를 설명할 때는 내담자를 위협하지 않고, 정보 교환하기의 흐름에 따라 전달해야 한다(☞ 제5장의 '11. 까다로운 주제 다루기' 절 참조).

특히 내담자를 신뢰하지 않는 태도는 그간 신뢰 실추로 고통받던 내담자의 고통을 배가하고 더욱 사람을 믿기 어렵게 만든다. 많은 내담자가 신뢰와 관련된 어려움을 안고 상담에 온다. 중독 문제로 주변을 속였고, 지키지 못할 약속으로 스스로를 속인다. 그래서 중독 치료의 가장 중요한 약속은 '정직'이다. 나는 첫 상담에서 '정직'에 관해 다음과 같이 설명한다. "우리의 약속은 '술 안 마시기'가 아니라 '정직하게 말하기'입니다. 치료를 시작하다고 마음먹어도, 술은 매우 힘이 세서 상담실 문을 나간 후 다시 술을 찾게 될 수도 있습니다. 저는 당신의 음주를 비난하거나 혼내고자 존재하는 것도 아니고, 쫓아다니면서 술을 못 마시게 할 수도 없습니다. 그간 당신을 힘들게 한 삶의 어려움에서 벗어나기 위해 어떤 일이 벌어지더라도 솔직하게 말씀해 주셨으면 좋겠습니다." 동기면담의 연민 정신은 상담의 목적이 상담자를 기쁘게 하는 것이 아니라 내담자의 삶을 긍정적인 방향으로 나아가게 돕기 위한 것임을 의미한다. 상담자는 내담자를 믿고, 내담자의 말에 모순이 있다면 호기심을 가지고 탐색하며 변화대화를 이끌어 내야 한다.

생각해 볼 이야기 1

내담자의 거짓말

내담자가 거짓말을 하거나 상황을 축소해서 이야기한다면 어떻게 하면 좋을까? 거짓말이나 축소 보고를 했을 때 가장 손해를 보는 사람은 내담자이다. 상담자는 기껏해야 속상하거나 배신감이 드는 정도지만 내담자는 어렵게 얻은 치료 기회를 통째로 잃게 될 위험에 처하기 때문이다.

내담자가 거짓말을 하는 이유는 무엇일까?

첫째, 진실을 마주하는 것이 두렵기 때문이다. 내담자는 진실을 마주했을 때의 고통을 감내할 자신이 없고, 실망하거나 분노하는 상대방의 표정을 마주할까 봐 두려워한다.

둘째, 중독의 핵심병리인 부인(denial) 때문이다. 안타깝게도 중독자의 삶은 거짓말로 가득하다. 술을 마시기 위해 거짓말하고, 술 마신 것을 거짓말하고, 술에 취하지 않은 척 거짓말하고, 술이 문제가 아닌 것처럼 거짓말하며 살다 보면 거짓말이 삶이 된다. 나중에는 거짓말이 전혀 득이 되지 않는 상황에서도 금방 들통 날 거짓말을 하게 된다. 이후 모든 상황에서 거짓말을 강박적으로, 그리고 거리낌없이 하게 된다.

중독자에게 거짓말을 하지 않는 것은 매우 어렵다. 하지만 중독에서 회복하는 사람은 거짓말에서도 서서히 벗어난다. 내담자에게 솔직함이 지키기가 어려운 약속이라는 것을 이해하고, 내담자의 거짓말에 노여워하기보다 연민하는 마음으로 이해해 주면 좋겠다. 그리고 거짓말의 결과로 내담자가 잃게 된 것이 무엇인지, 거짓말을 계속한다면 앞으로 무엇을 잃게 될지 함께 탐색하는 기회를 가지면 좋겠다.

5. 불협화음과 춤추기

상담자가 변화를 강요하지 않고 내적 동기를 이끌어 내려 해도 언제든 불협화음은 일어날 수 있다. 같은 이야기라도 내담자가 느끼는 압박은 상황에 따라 다를 수 있기에, 내담자에게 이전에는 아무렇지도 않던 이야기가 지금은 변화에 대한 강요로 느껴지며 불협화음이 발생할 수 있다. 또한 상담자도 사람이기 때문에 정체되어 보이는 상황이 답답하거나 '내가 꼭 해야 할 말을 하지 않아서 고착된 건 아닌지' 하는 조바심이 날 수 있다. 이런 상황에서 상담자가 언어적 · 비언어적으로 변화를 압박한다면 불협화음이 나타난다.

불협화음에 마주했을 때 중요한 것은 잘 대처하는 것이다. 불협화음이 일어났을 때 완강하게 대치하거나 직면하지 않고 '함께 춤을 추는 것처럼' 유연하게 대응해야 한다. 두 사람이 춤을 출 때 상대방에 맞춰 한 발 뒤로 갔다가 다시 앞으로 가는 것처럼, 내담자가 상담자를 '밀어냈을' 때 상담자가 유연하게 밀렸다가 다시 제자리를 찾아가면 된다. 불협화음은 잘 다루면 변화의 새로운 계기가 되기도 한다.

불협화음을 감지하면 가장 먼저 반영적으로 경청한다. 내담자가 했던 말을 단순반영하며 강렬한 감정을 일시적으로 톤다운하고 약간의 여지를 만들어 낸다. 다음에 내담자의 말 뒤에 숨어 있을 것으로 추측되는 감정, 욕구, 희망 등을 심층반영한다. 이때 약간 느리고 낮은 톤으로 이야기하면 더 좋다. 그러고 난 후 '자율성'을 강조함으로써 변화에서 내담자의 역할을 강조한다. 마지막으로, 강렬한 감정이 어느 정도 식었다 느껴지면 부드럽게 초점을 바꾸어 내담자가 바라는 삶의 방향과 현재 상황(중독 행위, 상담자–내담자 간에 벌어진 일) 사이에 어떤 연결고리가 있을지 함께 살펴보자고 초대한다. 내담자가 이 초대에 응하지 않는다면, 그 선택 역시 내담자의 몫이다.

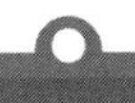

사례로 이해하는 동기면담 2

불협화음과 춤추기

사례 1

내담자: 저는 평생 술 마시다 죽을 거예요. 이제 선생님도 신경 쓰지 마세요.

상담자: 음…… R님께서는 평생 술을 마실 것이라고 말씀하시네요. 그러니 더는 이에 관해 이야기하지 말자고 하시는 것 같습니다. [단순반영] 어쩌면 R님께서 적어도 지금은 술을 끊고 살아야 할 이유는 하나도 발견하지 못했다고 말씀하시는 것 같기도 합니다. [확대반영] 그간 이야기했던 것처럼 술을 계속 마시고 마시지 않고는 전적으로 R님께 달려 있습니다. [자율성 강조] 다만, 저는 술이 R님의 삶을 어떻게 바꿨는지, 그리고 앞으로의 삶을 어떻게 바꿀 수 있을지 함께 고민해 보고 싶습니다. [초점을 바꿔 가치를 탐색함]

상담자는 불협화음을 인지하고 내담자의 말을 단순반영하며 강렬한 감정을 톤다운한다. 그러고 나서 '지금은'이라는 표현을 통해 감정을 축소반영하여 내담자의 감정이 현재의 일시적인 것으로 변할 수도 있다는 것을 전달하고, '하나도'를 통해 상황을 확대반영함으로써 어쩌면 음주를 중단해야 할 이유가 하나 정도는 있을지도 모른다'는 변화대화를 이끌어 내려고 한다.

사례 2

내담자: 치료도 다 필요 없어요. 다음에 제가 안 오면 죽은 줄 아세요.

상담자: R님은 치료가 필요 없다고, 죽고 싶은 마음이 드신다고 말씀하시네요. [단순반영] 어쩌면 지금은 그만큼 좌절하고 삶에 실망하셨다는 뜻 같습니다. [심층반영] 그간 이야기를 돌이켜 보면 지금까지 모든 순간, 항상 죽고 싶은 마음만이었던 것은 아닐지도 모르겠습니다. [양면반영] 삶을 여기서 끝낼지는 R님께서 스스로 선택하실 수 있습니다. [자율성 강조] 다만, 그 결정은 한번 하면 돌이키기가 너무 어려워서 저는 조금 더 신중해지는 것 같습니다. 곧 죽겠다는 마음이었지만 오늘도 상담을 받으러 오신 것처럼, R님께서 이 시간에 기대했던 것, 지금 느끼고 있는 것은 어떤 것인지 궁금합니다. [내담자의 기대, 감정으로 초점 이동함]

상담자는 단순반영과 양면반영으로 내담자의 강렬한 감정을 누그러뜨리고, 심층반영으로 내담자의 좌절감에 공감한다. 변화의 주체가 내담자 본인임을 강조한다. 불협화음에 반응할 때는 조금 긴 호흡으로, 단어를 신중하게 선택하여 이야기하는 것이 좋다.

6. 양가감정과 함께 가기

[그림 6-2]처럼 숙고단계에 있는 사람은 6개월이라는 가깝지 않은 미래에 변화를 고려하고 있지만 30일이라는 가까운 미래에 변화할 것이라 기대하지 않는다. 이들이 변화의 이점과 현상 유지의 어려움을 인지하고 있음에도 정말 변해야겠다는 결심을 하고 움직일 준비를 할 때까지 한 달 이상의 시간이 필요한 이유는 바로 '양가감정' 때문이다.

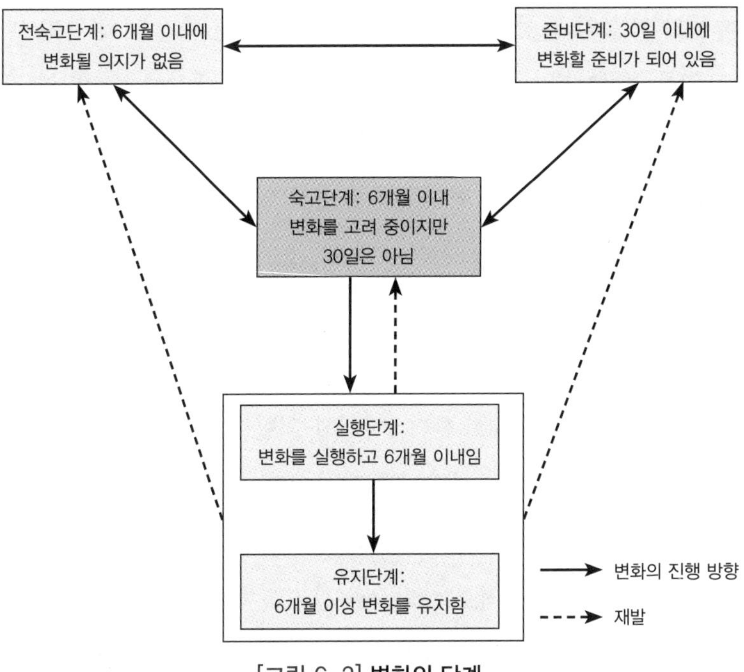

[그림 6-2] **변화의 단계**

출처: Goldbloom (2008), p. 139 발췌하여 편집 · 번역함.

양가감정은 서로 모순되는 감정이 공존하는 상태이다. 내담자들은 자주 '변하고 싶지만 이대로 있고 싶어' 또는 '이대로 있고 싶지만 변하고도 싶어'라고 하면서 혼란스러워한다. 양가감정은 양립할 수 없고 비논리적인 감정으로 느껴지기에 당황스러울 수 있지만, 누구나 경험하는 감정이다. '시원섭섭하다'나 '애증'이라는 표현 역시 양가감정이다.

사람들은 특히 변화에 양가적이다. 그 이유는 '불확실성에 대한 두려움' 때문이다. 현상을 유지했을 때의 미래는 예상되지만, 변화했을 때의 미래는 겪어 본 적 없기 때문에 예상하기 어렵다. 알코올 중독자의 자녀는 성인이 되었을 때 중독자를 배우자로 선택할 가능성이 크다. 중독자 가정의 구성원은 중독자와의 삶에 적응하기 위해 각자 맡은 역할을 해낸다. 중독자가 저지른 문제를 다 해결해 주거나(해결사, enabler), 자신이 훌륭한 사람이 되어 가족이 중독 문제를 잊게 하거나(영웅아이, hero), 귀여움받을 만한 일을 함으로써 가족 갈등을 위장하게 하거나(마스코트, mascot), 스스로 문제 행동을 일으킴으로써 중독자에게 쏠린 관심을 옮겨 오거나(희생양, scapegoat), 가족에게 잊혀 조용히 지내는 듯 보이지만 속으로 문제를 키우기도(잃어버린 아이, lost child) 한다. 이러한 역할은 평생에 걸쳐 고착될 수도 있고 다른 역할로 전환되기도 하지만, 중독자 주변에서 생존하는 역할에 익숙해진다. 나중에는 익숙함에서 벗어나는 것이 두려워 의식적·무의식적으로 익숙한 환경을 찾기도 한다. 사람들은 머리로는 변화의 이점, 변화해야 할 이유를 수십 가지 나열할 수 있을 정도로 변화를 갈구하지만, 동시에 변화로 인해 무슨 일이 생길

지는 한 번도 경험해 보지 못했기에 매우 두려워한다. 이처럼 변화는 지독하게 어렵다.

당사자는 술을 마시지 않으면 많은 것이 좋아진다는 사실을 알고 있다. 술이 자신의 건강에 해롭고, 가족 관계를 위태롭게 하고, 직장생활과 대인관계를 망가뜨리고, 재산에 심각한 손상을 준다는 것도 알고 있다. 그럼에도 이들이 반복해서 술을 찾는 것은 술이 무엇을 줄지 아주 확실하게 알고 있기 때문이고, 이토록 단주가 어려운 것은 단주 이후의 삶이 너무나도 불확실하기 때문이다. 당사자에게 불확실성은 매우 두렵고 절대 마주하고 싶지 않은 상황이다. 중독에서 회복할 때 '예측 가능한, 규칙적인 생활'의 틀을 가장 먼저 마련하는 것도 이런 이유 때문이다. 이 점을 상담자가 잘 이해한다면, 변화를 앞둔 내담자의 고통에 더욱 공감할 수 있을 것이다.

양가감정에 어떻게 대응하면 좋을까? 우선, 양가감정이 혼란스러울 수 있음에 공감하고, 양가감정은 변화를 고민하는 사람이라면 누구나 경험하는 정상적인 감정이라는 점을 알려 준다(정상화). 다음에 양가감정의 이유를 탐색한다. 왜 이대로 있고 싶은지, 그럼에도 불구하고 변화해야겠다고 생각하는 이유는 무엇인지 하나씩 물어본다. 이때 먼저 현상 유지를 원하는 이유를 물어보고 나중에 변화의 이유를 물어보는 것이 좋은데, 변화의 이유를 물어본 후에 변화와 관련된 핵심 질문을 하면 변화대화를 이끌어 내기가 쉽기 때문이다. 현상 유지의 이유를 선택적으로 무시하고 변화에만 초점을 맞춰서 탐색할 수도 있다. 하지만 현상 유지를 바라는 마음을 제대로 탐색하지 않으면 나중에 예상치 못한 걸림돌에 넘어질 수 있다. 술이나 도박, 마약은 전부 중독될 수 있는, 소위 말하는 '나쁜' 습관이지만 이것이 주는 나름의 즐거움과 위로가 분명히 있다. 그 점을 인정해야 한다. 그러고 나서 그 즐거움에도 불구하고 술에서 벗어나고 싶은 이유를 반드시 찾아야 한다. 변하고자 하는 마음이 현 상태에 머무르고 싶은 마음보다 강력할 때, 해낼 수 있을 것이라는 자신감이 들 때, 내담자의 행동은 변화 쪽으로 서서히 기울어진다.

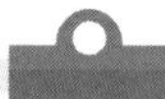

사례로 이해하는 동기면담 3

양가감정 다루기

사례 1

내담자: 저도 이제 정말 도박에서 벗어나고 싶어요. 그런데 지금은 아닌 것 같아요. 정말 잘 모르겠어요.

상담자: S님께서 스스로의 마음도 잘 알 수 없어서 혼란스럽다고 말씀하시는 것 같습니다. [심층반영] 이전과 다른 삶의 모습을 고민하다 보면 누구나 서로 모순되는 두 가지 마음을 경험하게 됩니다. 이것은 정상입니다. [양가감정 정상화] 다만, S님께서 정말 도박에서 벗어나고 싶은 이유가 무엇인지 궁금하네요. [변화대화에 초점] 또 정말 마음만 먹는다면 도박에서 벗어날 수 있다는 자신감은 어느 정도인지도 궁금하고요. [자기효능감 점검] 어떠신가요?

내담자의 양가감정이 정리되지 않은 상태에서 억지로 변화를 유도하려고 하면 불협화음이 생길 수 있다. 반영하기와 정상화로 내담자의 혼란스러운 감정을 충분히 다룬 후에 변화대화에 초점을 맞추는 것이 좋다.

사례 2

내담자: 저도 술을 안 마시는 게 좋다는 건 알아요. 근데 어떻게 살면서 술을 안 마십니까? 술 없이 산다는 것은 도무지 상상이 안 됩니다.

상담자: S님 마음에서 술을 마시지 말아야 한다는 마음과 술 없이 살 수 없다, 술을 마셔야 한다는 마음이 세게 부딪히고 있나 봅니다. [양면반영] 이처럼 서로 모순되는 감정이 함께 있는 것을 양가감정이라고 하는데, S님께서 지금은 혼란스러울 수 있겠지만 이것은 인간이라면 누구나 느끼는 감정이지요. [정상화] 그간 S님의 삶에 술이 필요한 이유는 이야기해 주셨지요. 하지만 술을 마시지 않는 게 더 좋다고도 하신다니 그 이유도 있을 것 같습니다. [변화대화에 초점]

내담자는 술을 마시지 않는 것이 좋다는 변화대화(필요)와 술 없이 살 수 없다는 유지대화(능력)를 동시에 하고 있다. 앞 사례처럼 반영과 정상화로 내담자의 혼란스러운 감정을 먼저 충분히 다룬 후에 내담자가 언급한 변화대화를 구체적인 이미지로 이끌어 내는 것이 좋다.

잦은 재발을 겪은 당사자 중에는 변화가 필요하다는 것을 인정하면서도 선뜻 변화 행동에 나서지 못하는 사람이 있다. 이들을 '만성적 숙고자(chronic contemplator)'라고 부른다. 만성적 숙고자는 적어도 예전처럼 술을 마시면 안 된다고는 생각하지만, 변화 계획을 세우거나 실천하는 데는 매우 소극적이다. 여기에는 두 가지 중요한 이유가 있다.

첫째, 여러 차례의 실패와 학습화된 무력감 때문에 시도 자체를 두려워한다. 이런 경우라면 좀 더 작고 현실에서 실천 가능한 목표로 세분화하여 자기효능감을 향상하는 것이 도움이 된다.

둘째, 언젠가는 조절음주가 가능할 것이라는 기대감 때문이다. 의식적으로는 "저도 변해야죠."라고 말하지만, 무의식 깊은 곳에서는 '어쩌면 언젠가는 남들처럼 평범하게 하루에 1병만 마시고도 사고를 일으키지 않고 살 수 있지 않을까' 하는 은밀한 소망이 숨어 있다. 이런 경우라면 조절음주에 대한 소망은 누구나 가질 수 있는 것임을 먼저 인정하고 정상화해야 한다. 그러고 나서 조절음주의 결과가 무엇일지 상상해 보게 한다. 이때 많은 중독자가 조절음주가 결국 폭음 또는 입원으로 끝났던 경험에 대해 스스로 이야기할 것이다. 그리고 지금의 삶을 더욱 만족스럽고 풍요롭게 하기 위해 시도해 볼 만한 일이 있는지, 그것이 조절음주와 조화를 이룰 수 있는지 탐색해 본다(☞ 제1장의 〈생각해 볼 이야기 1〉 '조절음주를 바라는 내담자에게 어떻게 말해 줘야 할까' 참조).

7. 동기 이끌어 내기 전략

동기를 어떻게 이끌어 낼 수 있을까?

변화의 세 가지 요소를 다시 기억해 보자. 변화가 필요하고(중요성), 해 볼 만한 일일수록(자기효능감) 동기(변화 준비도)가 향상하는 것이 변화의 세 가지 요소이다. 동기를 이끌어 낼 때는 현재 상황에서 변화의 요소 중 어느 요소를 이끌어 내면 가장 효과적일지를 생각하면 좋다.

과거의 성공 경험 탐색과 강점 찾기

과거의 변화 성공 경험이나 강점을 찾아내는 것은 자기효능감을 증진하는 대표적인 방법이다. 내담자가 변화에 성공할 수 있었던 비결을 찾아내고, 동시에 걸림돌도 함께 발견할 수 있다.

"S님께서 8개월간 단주에 성공하셨다고 하셨지요? 그렇게 할 수 있었던 비결은 무엇인가요?"

"S님께서 금연한 지 5년 되셨다고 하셨는데, 지금까지 금연을 유지할 수 있는 S님만의 노하우는 무엇인가요?"

미래 예상하기

미래를 예상할 때는 현재 상황을 최대로 구체화하여 지금과 같은 삶을 이어 간다면 6개월, 1년, 3년, 5년 후에 어떤 모습으로 지내게 될지 상상하게 한다. 이는 변화의 필요성을 증진하는 계기가 된다. 다만, 이 기술은 내담자와 관계가 충분히 형성되어 있지 않다면 불협화음이 발생하기 쉽고, 만성적인 숙고자인 경우 '죽겠죠'와 같은 비관적인 즉답을 이끌어 낼 수 있기에 주의도 필요하다.

"지금처럼 지낼 때와 무언가 변화가 있을 때의 미래를 한번 상상해 볼까요?"

극단적인 질문하기

미래 예상해 보기의 변형으로 지금처럼 계속 지낼 때 예상되는 최악의 결과를 상상해 보고, 현실적이든 비현실적이든 내담자가 가장 바라는 결과는 무엇인지 물어본다. 그리고 최악의 결과를 피하기 위해 지금 내담자가 할 수 있는 일은 무엇인지 물어본다. 이러한 일련의 질문을 통해 지금 당장 해 볼 수 있는 행동의 목록을 이끌어 낼 수 있다.

"S님께서 지금처럼 지낼 때 예상 가능한 최악의 상황은 무엇인가요?"

"그렇다면 S님께서 가장 바라는 모습은 무엇인가요? 그 미래에 술/도박은 어떻게 되어 있나요?"

"그렇다면 S님이 말씀하신 최악의 상황을 피하기 위해 S님께서 지금 해 볼 만한 일이 있을까요? 어떤 것이 있을까요?"

가치에 부합한 행동 탐색하기

동기면담은 내담자의 내적인 변화 압력을 높이기 위해 내담자가 중요하게 여기는 가치와 삶의 방향을 탐색한다(☞ 제5장의 '4. 외적 동기를 내적 동기로 만들기 1: 가치관 탐색하기' 절 참조). 내담자의 가치관이 삶에서 만족스럽게 구현되고 있는지를 탐색함으로써 변화의 필요성(중요성)을 높인다.

"S님께서는 가족과 평온하게 지내는 것이 삶에서 매우 중요하다고 하셨죠. 그것이 오늘 상담에 오신 이유이기도 하셨고요. S님께서 가족과 평온하게 지내기 위해 현재는 어떻게 하고 계신가요? 어떤 방법을 이용하고 있으신가요?"

"말씀하신 방법이 S님께 만족스러우신가요?"

이러한 질문은 '불만족스럽다'는 대답을 이끌어 내고, '어떻게 하면 조금 더 만족스러울 것 같은지, 내가 해 볼 수 있는 다른 방법은 없는지' 탐색함으로써 행동의 변화를 이끌어 낼 수 있다.

● **평가 결과에 관한 피드백 주고받기**

상담 시에는 대개 자가평정척도를 함께 시행한다. 때로는 혈액검사나 심리검사가 선행되기도 한다. 내담자에게 검사할 때의 느낌이나 특별히 기억에 남는 질문을 물어보고 검사 결과가 어떨 것 같은지 예상하게 하여 내담자의 관점을 파악한다. 내담자에게 검사 결과를 설명한 후에는 검사 결과에 대한 내담자의 피드백을 듣는다. 내담자의 예상과 일치하거나 일치하지 않는 부분에 대해 어떻게 느끼는지 확인함으로써 변화의 필요성과 준비도를 점검할 수 있다(☞ 제4장의 '6. 핵심기술 5: 정보 교환하기' 절 참조).

"S님, 오늘 들어오시기 전에 설문지를 작성하셨죠? 어떠셨나요? 혹시 특별히 인상 깊은 항목이 있었나요?"

"채점 결과를 설명드릴 텐데요, 결과가 어떨 것 같으세요?"

"결과를 들어 보니 어떤 느낌이신가요?"

유발 질문하기

유발 질문은 동기면담에서 내담자의 변화대화를 직접 이끌어 내기 위한 질문이다. 변화준비언어 DARN을 이끌어 내기 위해 다음과 같이 질문할 수 있다.

"S님께서 바라는 삶은 어떤 모습인가요?" (열망, D)

"S님께서 지금 변화를 위해 해 볼 만한 일이 있나요?" (능력, A)

"S님은 지금 상황에 대해 어떤 점을 걱정하시나요?" (이유, R)

"S님께서는 상황이 어떻게 되어야 한다고 생각하시나요?" (필요, N)

핵심 질문하기

동기면담에서 핵심 질문은 변화실행언어 중 결심 공약을 직접 이끌어 내는 것이다. 변화대화가 쌓이며 변화의 필요성과 자기효능감이 무르익었다고 느낄 때 핵심 질문을 함으로써 변화 준비 단계로 자연스럽게 넘어갈 수 있다.

"이다음에 무엇을 하면 좋을까요?"

"S님께서는 어떻게 해 보실 생각이세요?"

동기는 매우 복합적이다. 각 전략을 사용할 때 칼로 자르듯 '자기효능감'만을, '변화 중요성'만을 이끌어 내는 것은 아니다. 그럼에도 불구하고 상담자는 '지금 우리가 무엇에 관한 이야기를 하고 있는가'라는 큰 그림을 항상 보고 있어야 한다. 큰 그림을 볼 때 참고할 수 있게 〈표 6-5〉에 동기 이끌어 내기 전략을 변화 요소별로 분류하였다.

〈표 6-5〉 동기 이끌어 내기 전략

변화 중요도 유발	자기효능감 증진	변화 준비도 향상
• 미래 예상하기 • 극단적인 질문하기 • 가치에 부합한 행동 탐색하기 • 평가 결과에 관한 피드백 주고받기 • 유발 질문하기	• 과거의 성공 경험 탐색과 강점 찾기 • 유발 질문하기	• 유발 질문하기 • 핵심 질문하기

제7장

실천과 유지

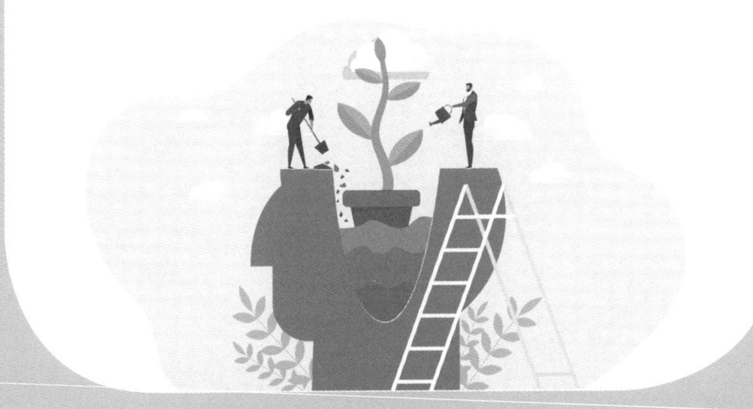

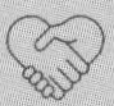

"이러한 모든 변화가 합쳐져서 새롭고 활기차게 놀라울 정도로 강력한 추진력을 준다는 것을 확신한다."

(Alcoholic Anonymous World Service, 1975)

1. 동기면담의 언덕

동기면담의 과정은 언덕에 비유할 수 있다. 전숙고·숙고 단계를 거치는 동안 관계를 형성하고 변화준비언어와 동기를 이끌어내는 것은 마치 언덕을 올라는 것과 비슷하다. 상담자는 교정반사가 나오지 않도록 긴장하고 변화에 관한 사소한 단서에 기민하게 반응하기 위해 주의를 기울이며 불협화음을 만났을 때는 한발 물러서기도 하며 조심해서 오른다.

언덕을 다 올라가면 해 볼 만한 일을 준비하고 변화 후 더 나은 자신의 모습을 그려 보는 준비단계에 이른다. 그다음 언덕을 내려가는 시기가 실행단계이다. 이만큼 오면 상담자와 내담자의 관계는 안정감이 생기고, 내담자는 변화할 준비가 되었기 때문에 내적·외적 갈등이 줄어든다. 하지만 하산할 때 너무 빨리 긴장을 풀거나 조급하게 내려가다 보면 넘어지는 것처럼, 이전에 비해 쉬워 보이는 실행단계에도 주의하고 점검할 것이 있다.

삶에서는 작은 변화가 모여 큰 변화를 이루어 낸다. 동기면담의 언덕(motivational interviewing hill)은 한 번 올라갔다가 내려온다고 끝나지 않는다. 삶의 새로운 변화를 유지하기 위해 새로운 변화 행동이 필요하다. [그림 7-1]처럼 동기면담의 언덕은 계속되지만, 언

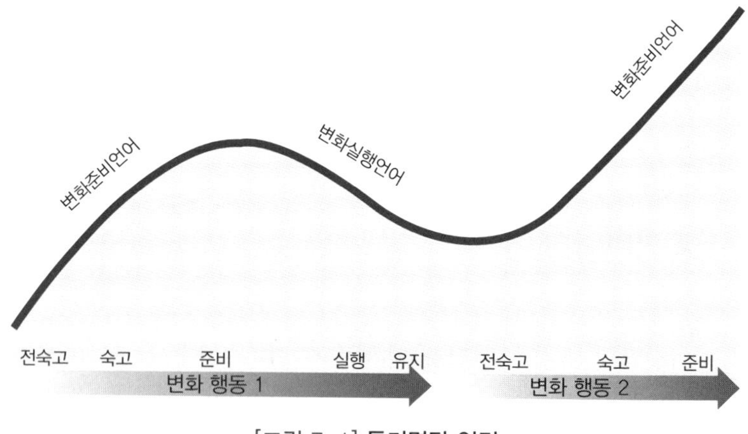

[그림 7-1] **동기면담 언덕**

덕이 계속 있다고 계속 힘든 것은 아니다. 이전의 변화 행동에 탄력을 받아 다음 변화 행동을 밀어 올리게 되니 이전보다 덜 힘들고 때로는 새로운 도전의 설렘을 느끼기도 한다. 이 장에서는 변화의 준비 신호를 알아차리고 반응하는 방법, 변화 행동을 계획하고 실천하는 것을 돕는 방법, 유지단계의 상담 기술과 동기면담적인 재발 대처 방법에 대해 함께 살펴보겠다.

2. 변화 행동의 준비 신호

동기면담은 내담자의 속도를 따라간다. 변화를 시도할 준비가 된 내담자는 변화 행동의 준비 신호를 보인다. 상담자가 이를 민감하게 알아차리고 적절하게 반응한다면 내담자가 자연스럽게 변화 실행으로 옮겨 가도록 도울 수 있다.

다음과 같은 변화 신호가 보인다면 동기면담의 언덕을 내려갈 준비가 되었다고 볼 수 있다.

- 논쟁이나 부인, 치료 방해 행동 등 밀어내기(불협화음)가 감소하는 것
- 회의적인 태도가 줄어들고 어딘지 편안해 보이고 갈등이 해소된 것처럼 보이는 표정이나 말투
- 변화대화가 증가하고 변화된 삶을 상상하고 이에 대한 언급이 늘어나는 것
- 시험적으로 변화 행동을 시도하는 것을 포함해 변화실행언어가 늘어나는 것

〈표 7-1〉에서 보듯, 변화실행언어(결심 공약, 활성화, 실천)에는 '높낮이'가 있다. 어떤 표현은 강력한 행동 약속이지만, 어떤 표현은 그렇지 않다. 예를 들어, '언제 한번 밥 먹자'는 말은 강력한 행동 약속일까? '언제' '어디서' '무엇을' 먹을지 구체적인 표현이 없다면

〈표 7-1〉 변화실행언어의 강도

높은 강도	낮은 강도
• "~을 할 준비가 되었어요." • "한번 시도해 보려고 해요." • "~을 할 거예요. 약속해요." • "(어떤 결과든) 일단 ~할 거예요."	• "아마도 ~를 해야겠지요?" • "한번 생각해 볼게요." • "관심이 가네요." • "그렇게 되면 좋을 것 같네요." • "해 볼 수 있을 것 같아요."

* 맥락에 따라 높은 강도의 변화실행언어일 수 있음.

'언제 한번 밥 먹자'는 안부 인사나 다름없다. 비슷한 맥락에서 구체적인 행동을 나타내는 동사나 구속력 있는 표현은 지켜질 가능성이 큰, 높은 강도의 변화실행언어이다. '괜찮을 것 같다' '좋을 것 같다'와 같은 모호한 대답은 상담의 분위기를 부드럽게 하거나 상담자와 관계를 원만하게 하려는 표현일 수 있다. 혹은 정말 괜찮다고 생각했더라도 가까운 미래에 실천으로 옮길 생각은 아닌, 낮은 강도의 변화실행언어이다. '해 볼 수 있을 것 같다'는 맥락에 따라 다르게 해석될 수 있는데, '~것 같다'는 표현을 통해 완곡하게 자신의 의사를 표현하는 경우가 있기 때문이다. 내담자가 '해 볼 수 있을 것 같다'고 말한다면, 전후 맥락과 비언어적 표현을 종합하여 변화실행언어의 강도를 파악해야 한다.

변화실행언어의 강도를 파악함으로써 상담자는 그에 맞는 접근 전략을 선택할 수 있다([그림 7-2] 참조). 변화실행언어가 단호하다면 요약하기를 통해 요점을 재확인한 후 핵심 질문을 활용하여 결심 공약을 이끌어 낸다(☞ 제6장의 '7. 동기 이끌어 내기 전략' 절 참조). 약한 변화실행언어라면 상담자는 일단 반가워하고 호기심을 보이는 것이 좋다. 약하다고 무시하거나 '너무 결심이 약하다'고 직면한다면 불협화음을 마주할 수 있다. 호기심을 보이며 '정말 그렇게 된다면 어떨 것 같은지' 상상해 보게 하거나, 이전의 '시험적 실천'을 연결하여 요약한다면 내담자의 변화실행언어를 확장할 수 있다. 이 과정에서 드러나는 양가감정을 다루다 보면 서서히 변화대화가 쌓이며 변화실행언어가 공고해질 것이다. 그러나 약한 변화실행언어에 상담자가 강하게 매달리거나 확고한 약속을 받아내고자 한다

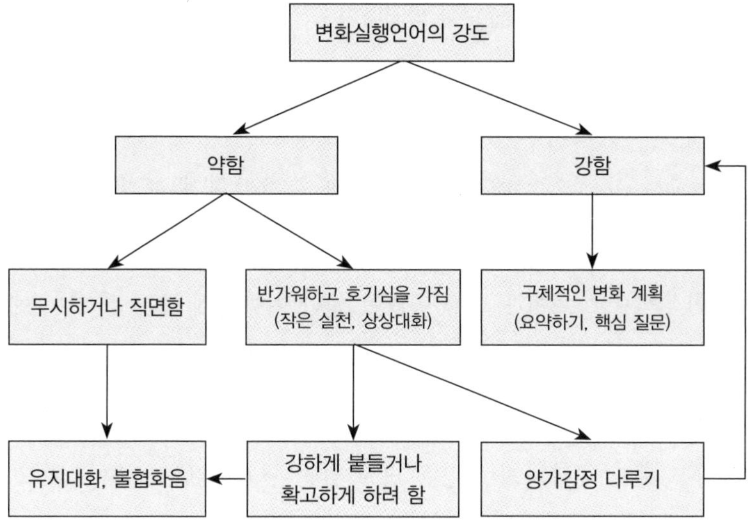

[그림 7-2] **변화실행언어 강도에 따른 개입**

면 유지대화나 불협화음에 마주할 수 있다.

3. 변화 계획 세우기의 전략

계획을 세우는 것은 쉬우면서도 어렵다. 절실한 동기가 있다면 '다이어트를 해야지'라고 마음먹기는 쉽다. 하지만 실제로 어떤 방식으로 다이어트를 할지, 위기 상황에는 어떻게 할지 등을 구체적으로 예상하고 준비하지 않는다면 작은 위기에 금방 무너지고, '난 역시 안 돼'라며 자기 자신을 비하하며 이후에는 다시 계획 세우기를 시도하는 것이 훨씬 어려워진다. 다음 전략에 따라 효과적이고 현실적인 계획을 세워 볼 수 있다.

◉ 선택 가능한 대안을 모두 나열하기

어떤 일이라면 해 볼 만해 보이는지, 떠오르는 아이디어가 있는지 내담자와 머리를 맞대고 브레인스토밍을 한다. '브레인스토밍(brainstorming)'은 어떤 문제의 해결책을 찾기 위해 생각나는 대로 아이디어를 쏟아 내는 방법이다. 이때 중요한 것은 생각나는 대안이 현실적으로 보이든 그렇지 않든 일단 이야기해 보는 것이다. 예를 들면, "가능한지 불가능한지는 일단 제쳐 두고 생각나는 방법이 있다면 뭐든 이야기해 볼까요?"라고 물어볼 수 있다. 비현실적인 계획이라고 해도 내담자의 소망을 담고 있는 생각임에는 변화가 없고, 비현실적인 와중에 현실적으로 접근 가능한 방향을 찾아볼 수도 있기 때문이다.

그다음에 내담자와 비슷한 고민을 가진 사람들이 선택하는 다른 대안을 제시한다. 이때 내담자의 의견을 충분히 듣고, 먼저 허락을 구한 후 상담자의 전문성을 발휘하는 것이 좋다. 이 단계에서는 다양한 아이디어를 떠올리는 것이 매우 중요하다. 모든 사람에게 동일하게 효과를 내는 단 하나의 방법은 없기 때문이다. 예를 들어, 많은 중독자를 실질적으로 도우면서도 그만큼 많은 중독자의 저항을 받는 대표적인 치료법으로 AA 모임에 참석하는 것이 있다. AA와 AA의 근간이 되는 12단계는 매우 효과적인 회복 프로그램이지만, 이것이 유일한 대안인 양 너무 강력하게 밀어붙이면 내담자가 시도해 보기도 전에 포기할 수 있다. 반대로, 지금은 효과가 없어도 시간이 지나며 이전과 다른 효과를 경험할 수 있는 치료법도 있다. 항갈망제는 치료자와의 관계가 충분히 형성되지 않은 상태에서는 효과가 없거나, 도리어 부작용으로 인해 치료 관계가 깨질 수도 있다. 따라서 중독에서의 단절이라는 동일한 목표를 추구한다 하더라도 여러 대안을 마련한 후에 내담자의 현 상태에 가장 잘 맞는 것부터 하나씩 시도하는 것이 좋다. 대안이 다양하다는 것은 이번 시도가 내담자에게 맞지 않아 재발하거나 실수할 수 있지만, 재발 후에도 여전히 시도해 볼 수 있는 일이 많다는 것을 암시하고 조기에 치료를 포기하지 않도록 돕는다.

● 최선의 선택을 위해 내담자의 직감/선호를 끌어내기

그다음에 내담자에게 '이 중에서 가장 먼저 해 볼 만한 것은 무엇인지' 묻는다. 상담자는 그간의 대화를 바탕으로 최선의 대안을 먼저 제시하고 싶을 것이다. 예를 들어, 회식만 하면 꼭 집에 술을 사가지고 들어가 만취할 때까지 마시는 내담자에게 상담자는 회식을 줄이는 것을 가장 먼저 권하고 싶을 것이다. 그러나 내담자 입장에서 지금 당장 회식을 줄이라는 조언은 변화를 강요받는다고 느낄 수 있다. 따라서 상담자가 먼저 조언하기보다 내담자가 직관과 선호에 따른 선택을 하도록 권한다. 만약 내담자의 선택이 비현실적으로 들린다면, 내담자의 의견과 자율성을 존중하면서 상담자의 우려를 전달한다.

● 계획을 요약하고 결심 공약을 강화하기

브레인스토밍과 대안 선택의 과정을 거쳤다면 그간 했던 변화대화를 요약하여 내담자가 다시 점검하도록 하고 피드백을 받는다.

이 과정을 통해 변화 약속의 구속력이 강해진다.

● 걸림돌을 예상하고 대비하기

여러 대안 중 잘 맞는 것을 선택했다고 하더라도 현실은 계획대로 순탄하게 진행되기보다 예측 불가능한 상황으로 밖에서 벌어지는 일로 인해 꼬이기 쉽다. 모든 상황을 완전히 통제하는 것은 불가능하지만, '예상 가능한 어려움(걸림돌)'에 대한 이야기를 미리 나누는 것이 좋다. 예를 들어, 위기 상황에 전화할 사람을 미리 결정해 두었는데 이상하리만치 통화 연결이 되지 않는 날이 있다. 통화가 될 때까지 기다릴 수 있으면 가장 좋겠지만 대개는 두어 번 시도해 본 후 연결되지 않으면 재발로 이어진다. 이러한 걸림돌은 현실에서 벌어지기 쉽기에 두 명 이상의 비상연락망을 확보하는 것이 좋다.

내담자가 새로운 변화에 들떠 "별거 없어요, 괜찮아요, 이 정도면 당연히 해내죠."라고 낙관적으로 대답할 수도 있다. 이때는 내담자의 희망과 자기효능감을 반영하면서 동시에 '아주 낮은 확률이지만 계획대로 되지 못하는 상황이 생긴다면 어떻게 하면 좋을지 상상해 보자, 플랜 B를 마련해 두자'고 제안한다. 내담자가 실패나 실수를 상상조차 하기 싫어할 수도 있다. 이런 경우라면 상담자의 우려를 표현하고 내담자의 의견을 존중한다.

● 구체적인 실천 날짜 정하기

금연을 시도할 때 금연을 시작하는 날(quit date)을 미리 정하는 경우가 많다. 미리 니코틴 패치나 약물 복용을 시작하기 위함이기도 하지만, 구체적인 계획은 이미지 트레이닝에도 효과적이고 약속의 구속성을 높이기 때문이다. 실행 날짜를 정하는 것은 실천 가능성을 높이는 방법이다.

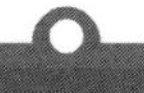

사례로 이해하는 동기면담 1

계획 세우기 브레인스토밍

(한두 달마다 폭음이 재발하여 입원하는 40대 여성)

내담자: 이전과 비슷한 마음으로 퇴원하면 결국 다시 비슷하게 입원하게 될 것 같아요.

상담자: 그렇다면 이전과 다른 어떤 시도를 계획하고 있다는 뜻인가요?

내담자: 글쎄요…….

상담자: 일단 가능한지 불가능한지는 잠시 제쳐 두고 T님께서 생각하는 대안은 어떤 것이 있으세요? [선택 가능한 대안 모두 나열하기]

내담자: 음…… 아무래도 좀 바쁘게 지내는 것이 좋을 것 같고, 이번에는 외래에도 와 볼까 생각하고 있어요. 아무래도 술친구 전화를 안 받아야 재발 확률이 낮아질 텐데 솔직히 자신 없어요. 이 정도 떠오르네요.

상담자: 좋아요. 세 가지나 생각해 주셨네요. 말씀하신 대안 중에서 현재의 T님께 가장 잘 맞고 해 볼 만한 건 어느 것일까요? [내담자의 직감/선호 끌어내기]

내담자: 당장 취직할 수도 없고, 친구 전화를 제쳐 두기도 저는 아직 어려워요. 외래에는 와 볼 수 있을 것 같습니다.

상담자: (상담자는 내담자가 술친구의 전화를 거절하지 못해 재발하고 있다는 것을 알고 있고 이에 대한 우려를 표현한 적이 있음) 좋아요. T님께서 예전에는 퇴원하면 외래에는 한 번도 오신 적이 없었죠? 이전

과 다른 새로운 시도네요. T님께서 오실 수 있는 날을 한번 잡아 봅시다. 한편, T님께서 술친구 연락을 거절하지 못해 입원하는 일이 반복되고 있다고 말씀하셨던 것이 기억나네요. 이 부분은 어떻게 생각하세요? [상담자의 판단 대신 걱정을 전달함으로써 한 번 더 생각해 볼 기회를 가짐]

처음 변화를 시도할 때뿐 아니라, 변화가 계속 진행되지 않을 때도 계획 세우기 브레인스토밍이 도움이 된다. 그간 해 보지 않았던 모든 종류의 대안을 열어 두고 내담자의 자율성을 존중하여 다음 계획을 세울 수 있다. 다만, 같은 재발이 반복되고 있다면 내담자의 허락을 구한 후에 상담자가 대안을 제시해 볼 수도 있다.

4. 목표와 계획

목표와 계획은 어떻게 다를까? 사전에 따르면 목표는 '도달해야 할 곳, 행동을 취하여 이루려는 최후의 대상'이고, 계획은 '앞으로 할 일의 절차, 방법, 규모 따위를 미리 헤아려 작정하는 것이나 그

최종 목표	실천 계획
• 평생 단주를 하겠다.	• 오늘은 술을 마시지 않겠다.
• 5kg을 감량하겠다.	• 이번 주는 야식을 먹지 않겠다.
• HbA1c를 7.0 미만으로 유지하겠다.	• 오늘 약을 잘 챙겨서 먹겠다.
• 스스로 만족하는 삶을 살겠다.	• 오늘 5분의 명상을 하겠다.

[그림 7-3] **목표와 계획**

내용'을 의미한다. [그림 7-3]처럼, 다이어트의 목표를 5kg 감량이라고 한다면, 계획은 '오늘 야식 먹지 않기'가 될 수 있다. 목표는 큰 그림이나 숲이고, 계획은 세부 사항이나 나무 하나하나인 셈이다.

하지만 목표와 계획은 종종 혼용되고 혼동된다. 특히 당장의 고통을 피하고 즉각적인 즐거움을 추구하는 데 익숙한 사람에게 목표와 계획은 혼동되기 쉽다. 오랫동안 중독 문제가 있었던 사람들은 병의 특성상 계획을 세우고 실천 가능성을 가늠하는 고위 인지 기능이 저하된다. '술을 줄이겠다'고는 하지만 어떻게 줄여 가야 할지, 성공 가능성이 높은 방법은 무엇인지 구체적인 대안을 생각해 내는 것을 매우 어려워한다. 다음 절에 성공 가능한 목표를 세우는 기준을 제시하였다.

5. SMART한 계획 세우기

SMART는 실천 가능한 구체적인 계획을 세우는 다섯 가지 기준의 앞글자를 딴 것이다. 구체적이어야 하고(Specific), 숫자로 측정 가능해야 하며(Measurable), 달성할 수 있고(Attainable), 현실적이며(Realistic), '언제까지'라는 시간 제약이 있는(Time-bound) 계획이 성공 가능성이 크다[각 머리글자는 인용자에 따라 다를 수 있다. 『정신건강 임상에서의 동기강화상담』에서는 A를 Action-oriented(행동 지향적인)로 정의하였다. 세부 사항은 조금씩 다르더라도, SMART가 지향하는 것은 내담자와 '협력'하여 '행동에 초점을 맞춘' 변화 계획을 세우는 것이다]. 변화

Specific	구체적이고
Measurable	측정 가능하며
Attainable	달성 가능하고
Realistic	현실적이며
Time-bound	시간 제약이 있는

[그림 7-4] SMART한 계획 세우기

를 결심한 내담자는 '평생 술 끊겠다' '다시는 이렇게 하지 않겠다'고 말한다. 하지만 재발은 중독에서 자주 마주하게 되는 회복의 과정이다. '한 번에 하루씩 살자'라는 AA 슬로건은 주어진 지금 이 순간, 오늘 하루를 마시지 않고 살자는 구체적인 목표를 제시한다. 따라서 '평생' '절대로' '다시는'과 같은 단정적인 표현보다는 제한된 시간 내에 실천 가능한 구체적인 목표 행동을 설정하는 것이 좋다.

〈표 7-2〉 **'한 달간 단주하기' 목표를 위한 SMART한 계획**

한 달간 단주하기 계획	SMART한 계획
• 되도록 회식을 피한다.	• 한 달간, 회식 참여는 일주일에 1회 이내로 한다.
• AA 모임에 참석한다.	• 한 달간, 매주 2회 AA에 참석한다.
• 주말에 가족과 시간을 보낸다.	• 한 달간, 토요일과 일요일에 음주하지 않고 가족과 공원에서 배드민턴을 친다.
• 술친구와 연락을 주고받지 않는다.	• 한 달간, 술친구의 연락에 응답하지 않는다.
• 평소 술을 사던 곳에 가지 않는다.	• 한 달간, 평소 술을 사던 인근 편의점 앞을 지나지 않는 길로 출퇴근한다.

출처: 신수경, 조성희(2015), p. 271 발췌 · 수정하여 재인용.

〈표 7-2〉에는 '한 달간 단주하기' 목표를 달성하기 위한 대안 행동 계획과, 계획을 SMART를 이용하여 구체화한 것을 비교하였다. 예를 들어, '되도록' 회식을 피한다는 계획은 얼마나 자주, 얼마나 철저하게 피한다는 것인지가 모호하다. 동기면담 상담자들은 계획 행동을 구체적으로 묘사하고 기록하여 달성 여부를 평가하는 데 익숙해져야 한다.

6. 걸림돌에 대비하기

삶의 모든 장면에는 예측하기 쉬운 것부터 어려운 것까지 다양한 변수가 존재한다. 예측 가능한 어려움이라면 미리 대책을 마련함으로써 크게 흔들리지 않을 수 있다. 예를 들어, 약물에는 예상 가능한 부작용이 있지만, 미리 알고 대비책을 마련한다면 큰 문제가 되지 않는다. 그러나 '나는 괜찮을 것'이라고 무시한다면 걸려 넘어질 가능성이 크다.

SMART한 계획을 세우더라도 예상 가능한 위기 상황은 항상 존재하기에 사전에 점검해야 한다. 이때 상담자가 먼저 '이런 일이 발생하면 어떻게 할 것인지' 물어본다면 내담자는 '어렵게 세운 계획에 초를 친다'고 느낄 수 있다. 함께 계획을 세운 후 내담자에게 예상 가능한 어려움은 없는지 물어보고(브레인스토밍), 비슷한 상황에서 나타날 수 있는 어려움에 대한 정보를 제공하며 걸림돌에 대한 대비책을 마련하는 것이 좋다.

〈표 7-3〉에는 〈표 7-2〉에 나왔던 SMART한 계획의 예상 가능한 걸림돌과 대비책을 기술하였다. 〈표 7-3〉에 제시된 대비책이 정답은 아니다. 내담자의 상황에 맞는 대비책을 함께 생각해 보는 데 참고가 되기를 바란다.

〈표 7-3〉 예상 가능한 걸림돌과 대비책

예상 가능한 걸림돌	대비책
• 중요한 상사의 술자리 참석 강요 혹은 피할 수 없는 접대나 회식을 할 때	• 일단 회식에 참여하고 사이다로 대체한다. • 회식에 참여하여 '절주 중'이라고 밝힌다.
• 지속되는 야근, 가족 돌봄이 반드시 필요하여 AA에 참석이 어려울 때	• 퇴근 후 회복과 관련된 책을 20분 더 읽는다. • 협심자에게 전화를 한다.
• 가족이 모두 일이 있어 시간을 같이 보내지 못할 때	• 혼자서라도 공원에서 1시간 이상 산책하고 귀가할 때 시원한 커피를 사서 마신다.
• 술친구에게 끊임없이 전화가 오거나 술친구가 '무시하냐'고 문자를 보낼 때	• 계속 무시한다. • '절주 중이니 다음에 보자'고 답한다.
• 퇴근길에 다른 술집이 눈에 띄거나 평소 다니던 우회로가 공사 중일 때	• 최대한 빠른 걸음으로 집으로 간다. • 집 앞까지 택시를 타고 간다.

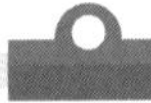

사례로 이해하는 동기면담 2

계획 세우기

사례

내담자 U는 40대 남자로, 알코올성 간염 진단 후 내과 주치의 권유로 상담에 방문하였다. 첫 방문 당시에는 음주 습관의 변화 필요성을 완강하게 부인하여 상담이 이어지지 않았다. 그러나 수개월 후 알코올성 간염으로 재입원하였고 두 번째 입원을 계기로 음주를 줄여야겠다는 결심을 하게 되었다.

내담자: 알겠어요. 선생님 말씀대로 일단 한 달간 술을 마셔 보지 않을게요. 그 정도라면 해 볼 수 있을 것 같네요.

상담자: 그렇다면 한 달간 술을 마시지 않기 목표를 구체적으로 어떻게 실천해 보면 좋을까요?

내담자: 그냥 안 마시면 되는 거 아닌가요?

상담자: 네. 마시지 않으면 되지만, 그러기 위한 구체적인 전략이 함께 있으면 더 좋습니다. U님께서 평소보다 더 술을 찾게 되는 상황이 있을 수 있고, 이에 대한 대비가 필요할 수 있습니다. 앞서 U님께서 주로 혼자 있는 시간에 술을 마시게 된다고 하셨잖아요. 무작정 술을 참을 수도 있지만 혼자 있는 시간을 줄인다면 술 유혹이 줄어들 수 있지요. 그런 의미에서의 전략이지요. 어떠신가요?

내담자: 듣고 보니 그렇네요. 그렇다고 계속 누군가와 함께 있을 수 있는 것도 아닌데, 어떻게 하면 되나요?

상담자: U님께서 혼자 있더라도 술을 마시지 않을 때가 있나요?

내담자: 주중에는 다음 날 출근해야 하니까 거의 마시지 않아요. 주말에는 잠을 자거나, 술에 취하지 않은 채로 해야 할 일이 있을 때는 마시지 않아요.

상담자: 그렇다면 크게는 혼자 있는 시간을 줄이는 것과 혼자 있지만 술 마실 기회를 줄이는 것 두 개로 정리할 수 있을 것 같네요. 제가 제대로 이해했을까요?

내담자: 맞는 것 같아요.

상담자: 혼자 있는 시간을 줄일 수 있는 전략은 없을까요?

내담자: 이전에 말씀해 주신 모임 같은 데는 나가기 싫어요. 저는 아내와 자전거를 타고 싶은데 아내는 라이딩을 귀찮아 해요.

상담자: 만약 U님께서 혼자 있어서 자꾸 술을 마시게 되니 함께 라이딩을 가자고 부탁하면 반응이 어떨 것 같으세요?

내담자: 그렇게 말하면 같이 가 줄 것 같은데, 잘 모르겠습니다.

상담자: 그렇다면 그것을 부탁해 보는 것을 첫 번째 목표로 삼을 수도 있을까요? 아내분이 승낙하면 함께 다녀오시면서 시간을 보내시고, 거절하시면 다른 대안을 찾아볼 수 있을 것 같고요.

내담자: 알겠습니다. 대신 선생님께서 좀 도와주셨으면 합니다.

상담자: 그러면 U님 상담 끝나고 보호자 상담을 할 때 저도 말씀드릴 테니 U님께서도 상담 후에 말씀 나눠 보시겠어요?

내담자: 그래 볼게요.

[술을 마시지 않기 위해 혼자 있는 시간을 줄이는 전략. 주말에 혼자 있는 시간을 줄이기 위해 아내와 라이딩에 가는 것을 계획하고 상담이 끝난 후 아내의 허락을 받는 것을 목표로 삼음]

상담자: 혹시 이 계획을 실천하는 데 걸림돌이 될 만한 상황이 있을까요?

내담자: 딱 떠오르지 않는데요?

상담자: 저의 괜한 걱정일 수도 있지만 하나가 떠올라서요. 만약 아내분이 어렵다고 하면 어떻게 하면 좋을까요? [걸림돌 대비하기]

내담자: 그래도 자전거를 탈 때는 술을 마시지는 않으니 혼자라도 라이딩을 가는 건 좋을 것 같습니다. 근데 혼자라면 안 가 버릴 수도 있겠죠.

상담자: 혹시 음주하지 않고 함께 라이딩에 다녀올 만한 다른 분이 있을까요? 아니면 술을 마시지 않고 몰두해서 해 볼 만한 재미있는 일이 더 있어도 좋을 것 같습니다. [대안 모색하기]

내담자: 예전 동호회 사람들이 있긴 한데, 한동안 제가 연락을 안 했죠. 라이딩가자고 종종 연락이 왔는데 술에 취해 있으니 갈 수가 없어서요. 아마 제가 간다고 하면 같이 가 줄 것 같아요. 아내가 안 된다고 하면 그쪽으로 연락을 해 봐도 괜찮을 것 같습니다.

내담자 U는 음주로 인한 신체 상태 악화 이후로 스스로 단주의 필요성을 인지하여 상담에 재방문한 자로, 재방문 당시의 변화의 단계는 준비단계로 볼 수 있다. 내담자는 같은 실수를 반복할 수 없다는 절박감과 무엇이든 해낼 수 있다는 낙천적이고 긍정적인 자세로 상담을 이어 왔기에 걸림돌에 대비할 필요를 못 느꼈다. 상담자의 권유로 구체적인 대안을 마련하고 걸림돌을 예상하여 이에 대한 대안을 추가로 준비하였다. 중독의 어려움을 가진 사람은 문제 해결에 조급하고 매우 낙천적으로 결과를 기대하는 경향이 있기 때문에 번거롭더라도 이와 같은 과정을 거치는 것이 도움이 된다.

7. 유지단계에서 상담자의 역할

내담자가 변화된 행동을 잘 유지하고 있을 때 동기면담 상담자의 역할은 무엇일까? '지금 잘 지내고 있는데, 언제까지 상담을 다녀야 하나요?'라는 질문을 받는다면 어떻게 대답하면 좋을까?

중독은 만성 질환으로서 지금은 단주가 유지되어 잘 지내더라도 재발 위험 신호는 언제나 나타날 수 있다. 따라서 꾸준히 관리하고 점검하는 것이 매우 중요하다. 회복을 위한 일과를 게을리하지 않고, 매일 스스로를 점검하는 사람은 회복의 방향으로 가고 있다고 볼 수 있지만, 조절음주를 하며 스스로의 음주를 합리화하거나, 당장 술은 마시지 않더라도 한참 술을 마시던 때처럼 행동하고 있다면(마른 주정) 악화의 방향으로 가고 있다고 할 수 있다. 재발은 음주,

도박, 마약을 하고 있을 때와 비슷한 생활과 사고방식으로 돌아가는 것이다. 재발 위험 신호는 악화의 방향으로 가고 있음을 의미하며, 이를 방치한다면 결국 재사용, 폭음, 장취로 이어진다(☞ 이 장의 〈생각해 볼 이야기 1〉 '재발과 위험 신호' 참조). 특히 단주 후 맑은 정신으로 계획대로 지내는 것이 긍정적으로 느껴지는 시기(허니문 시기)를 지나면, 잠시라도 삶의 여러 변화와 스트레스를 벗어나고 싶은 생각이 간절해진다. 이때 재발 위험 신호가 나타나기 쉽다. 상담자는 내담자가 재발 위험 신호를 합리화하고 있지 않은지 함께 관찰하고 고민하며 내담자가 원하는 삶의 방향으로 계속해서 나아가도록 돕는 역할을 한다.

중독된 뇌는 중독 행위에서 단절한 후 첫 1년간 매우 드라마틱하게 회복한다. 알코올이나 약물 문제에서 회복할 때 첫 1년의 심리적 경과는 매우 역동적이기에 단주 기간 1년을 회복의 중요한 전환점으로 제시할 수 있다(Kelly, Greene, & Bergman, 2018). 따라서 변화를 잘 유지하고 있더라도 최소 1년, 필요에 따라 그 이상 상담을 지속하도록 권유한다. 상담을 종결하더라도 언제든 필요하다고 느낀다면 다시 상담에 올 수 있도록 문을 열어 두어야 한다.

생각해 볼 이야기 1

재발과 위험 신호

중독 행위를 다시 한 것은 '재발'이 아닌 '재사용'이다. 재발은 과거의 '중독 행위를 할 때와 비슷한 생각이나 행동이 나타나는 때' 이미 시작하였다. 중독 행위를 할 때와 비슷한 생각이나 행동을 재발 위험 신호라고 하며, 대표적으로 '마른 주정'이 있다. 마른 주정은 다음과 같은 특징을 보인다.

우울, 불안, 짜증	고립, 은둔, 연락두절
무기력, 무관심	치료 노력 중단, 약물치료를 중단함
감정 기복	술/도박/마약 친구를 다시 만남
갈망, 중독 물질 및 행위 재사용(실수)	희망이 없다고 느낌
회복 모임의 참석 중단함	집중이 안 됨
치료 약속을 어김(외래 진료 중단)	규칙적으로 하던 일을 중단함
대인관계에 트러블이 증가함	단주/단도박/단약에 흥미를 잃음

출처: 백수현(2020), p. 156.

이 외에도 삶의 변화나 어려움 앞에서 이겨 낼 수 없는 벽을 마주한 것처럼 느낄 때가 있다. 이를 '한계 상황'이라고 하는데, 한계 상황에서 재발이 나타나기 쉽다.

재발 위험 신호는 말 그대로 '신호'이다. 신호를 무시하고 길을 건너거나 멈추면 사고가 나기 쉽듯, 신호를 내버려 두지 말고 기민하게 대처하는 것이 재발과 재사용을 막는 중요한 방법이다.

위험 신호는 대개 혼자 알아차리기 어렵다. 더군다나 가까운 사람이 하는 말이 잘 들리지 않기도 한다. 따라서 위험 신호를 정기적으로 점검하기 위해서는 상담을 유지하는 것이 좋다.

내담자가 먼저 재발 위험 신호를 감지한다면 그에 관한 이야기를 나누고 변화를 탐색해 볼 수 있다. 만약 상담자는 재발 위험 신호를 감지했지만, 내담자는 잘 모르거나 주변을 탓하며 자신의 행동을 합리화하고 있다면 어떻게 해야 할까? 먼저, 상담자는 반영적 경청을 통해 '이해받지 못해 짜증나고 속상한' 내담자의 감정에 충분히 공감하고 다음에 지금과 같은 상황이 내담자가 바라는 삶의 모습과 어떤 식으로 일치하는지 탐색한다. 그리고 내담자가 해 볼 만한 일이 있는지 모색한다. 이런 과정은 수 주에 걸쳐 진행될 수도 있다.

내담자가 재발 위험 신호에 대해 이야기하는 것을 거부한다면, 동의하지 않을 자유와 반박 가능성을 열어 두면서 상담자의 걱정을 전달한다. 섣불리 변화를 종용하거나 조언을 하는 것은 오히려 불협화음을 유발할 수 있다. 상담자의 우려를 어떻게 소화해 낼지는 내담자의 몫으로 남겨 두어야 한다.

8. 유지단계의 상담

유지단계에는 어떤 이야기를 나누면 좋을까?

변화를 시작할 때처럼 변화를 유지할 때는 변화의 필요성과 자기효능감이 필요하다. 중독으로 고통받은 기억은 시간이 지나면서 옅어지지만, 중독과 관련된 강렬한 쾌감은 오래 기억된다. 현실의 어려움을 마주했을 때 중독과 관련된 좋은 기억을 좇아 중독으로 되돌아가기 쉽다. 따라서 상담자는 내담자가 중독으로 인한 고통과 중독에서 벗어남으로써 누리게 된 평온함과 기쁨을 계속 인지하고 확장할 수 있도록 도와야 한다.

데이비드 S. 골드블룸(David S. Goldbloom)의 『정신의학의 임상 기술(Psychiatric Clinical Skills)』에서는 당사자의 동기를 강화하는 상담 기법으로 Relevance(변화 준비도, readiness), Rewards(보상), Risks(위험), Roadblocks(걸림돌), Repetition(반복)의 다섯 가지 R을 제안한

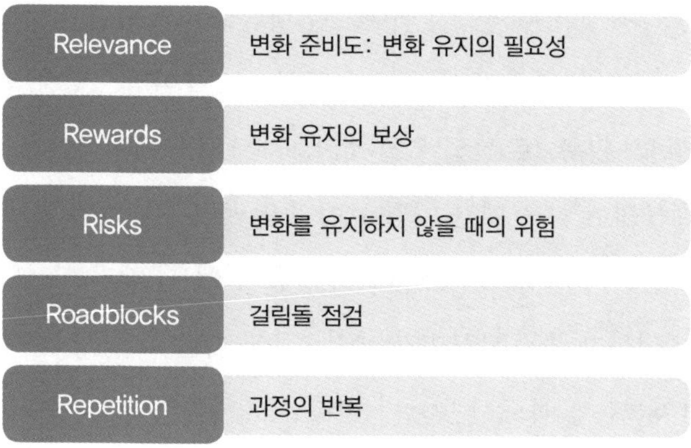

Relevance	변화 준비도: 변화 유지의 필요성
Rewards	변화 유지의 보상
Risks	변화를 유지하지 않을 때의 위험
Roadblocks	걸림돌 점검
Repetition	과정의 반복

[그림 7-5] **유지단계 상담의 5R**

다. 여기서는 유지단계의 상담에 5R을 어떻게 적용하면 좋을지 알아보겠다.

변화 준비도(Relevance, readiness)는 변화를 향한 동기로 변화의 필요성과 자기효능감과 양의 상관관계를 가진다(☞ 제2장의 '5. 변화의 세 가지 요소' 절 참조). 상담마다 척도로 질문할 필요는 없지만, 내담자에게 변화를 유지하는 것이 얼마나 중요한지, 지금 실천하고 있는 일이 할 만한 일인지 함께 이야기하고 점검한다. 내담자의 언어적·비언어적 태도에서 치료 유지에 대한 회의감이나 중독 행위를 합리화하는 '재발 위험 신호'가 나타난다면 변화 유지의 필요성을 반드시 점검해야 한다.

변화는 단지 필요하고 자신감이 있다고 해서 자연스럽게 벌어지는 일은 아니다. 어떤 면에서든 변화가 주는 보상(Rewards)이 뚜렷하고 더 낫다고 느낄 때 변화 쪽으로 마음이 기울게 된다. 변화를 유지함으로써 내담자가 얻게 된 것은 무엇인지, 앞으로 얻게 될 것이라 기대되는 것은 무엇인지 이야기를 나눔으로써 변화의 보상을 강화한다. 이와 동시에 예전의 생활 방식으로 돌아감으로써, 즉 변화를 유지하지 않음으로써 잃게 될 것(Risks)을 탐색한다. 이를테면, 중독에 매몰되어 있을 때는 미처 보이지 않았던 주변과의 관계, 새로운 생활습관의 이득, 경제적 여유, 마음의 여유, 발전하는 나의 모습 등이 변화가 주는 보상이자 예전으로 돌아갈 때 잃게 될 것이다.

내담자들은 중독에서 벗어나 변화를 유지하기 위해 새로운 도전을 지속하게 된다. 낯선 병원의 외래 진료, 투약, 회복 모임 참석, 운동을 포함한 규칙적인 생활, 새로운 일자리, 가족과의 대화 등이 대표적인 새로운 도전이다. 하나씩 새로운 도전을 계획하고 실천하며 인간으로서 한 차원 성장하는 것이 회복이다. 이러한 변화를 시도하고 유지하는 데 예상 가능한 걸림돌(Roadblocks)을 점검해야 한다(☞ 이 장의 '6. 걸림돌에 대비하기' 절 참조).

마지막으로, 이 과정을 상담마다 반복(Repetition)한다. 시시각각 움직이고 다양한 내적 · 외적 상황에 쉽게 흔들리는 변덕쟁이 동기를 잘 다루기 위해서는 동기를 끊임없이 점검해야 한다. 상담을 시작하는 '그간 어떻게 지내셨어요?'라는 질문은 내담자가 변화의 중요성과 자기효능감, 현재 상황을 점검하게 하고, 변화를 유지해야 하는 이유를 기억하게 하며, 변화를 유지하는 데 필요한 새로운 힘을 얻게 한다. 이 외에도 상담마다 갈망 수준과 갈망에 대한 대처를 반복해서 확인하는 것은 내담자의 전반적인 상태 평가뿐 아니라 변화 유지의 필요성과 단주효능감을 점검하는 유용한 도구이다.

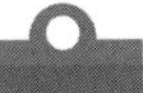

사례로 이해하는 동기면담 3

유지단계의 상담

사례 1

상담자: 안녕하세요. 약속한 날에 잘 맞춰서 오셨네요.

내담자: 네. 안녕하셨어요.

상담자: 그간 어떻게 지내셨어요?

내담자: 괜찮게 지냈어요. 직장 다니고, 주말에는 교회 가고, 술은 마시지 않았고요. (표정이 밝음)

상담자: 그러셨군요. V님 표정이 밝아 보이네요. 이렇게 지내는 게 할 만하세요? [열린 질문]

내담자: 네, 제가 생각했던 것보다 잘 지내는 것 같아요. 너무 다행이죠. 근데 중간에 위기가 한 번 있었어요. 그간 회식이 없었는데 이제 분위기가 풀리니까 갑자기 회식이 많아지더라고요. 지난주에 한 번 있어서 다녀왔고 내일도, 다음 주도 계속 있어요.

상담자: 그런 일이 있었군요. 회식 다녀와 보니 어떠셨나요?

내담자: 여러 핑계를 대며 음료수만 마시고 술은 안 마셨어요. 근데 회식 끝나고 집에 가는데 '내가 뭐 하고 있나' 그런 생각이 들더라고요. 집 앞 편의점에 들러서 한참 소주를 쳐다보다가 정신이 번쩍 들어서 바로 집에 갔어요.

상담자: V님께서도 상당히 놀라셨겠는데요. [심층반영-감정]

내담자: 맞아요. 그래서 이번 주에는 꼭 선생님을 만나야겠다고 생각해서 연차도 냈어요.

상담자: 예전이라면 V님께서 분명 소주를 두어 병 사서 집에 갈 만한 상황이었을 텐데 그렇게 하지 않으신 이유가 있을 것 같아요. [변화 준

비도, Relevance]

내담자: 잠깐 멍하게 있었는데, 갑자기 집에서 전화가 오더라고요. 핸드폰에 아내 사진이 뜨니까 정신이 번쩍 들더라고요. 내가 또 그 고생시키면 안 된다, 빨리 집에 가자 싶더라고요.

상담자: 가족만큼은 더는 실망시키고 고생시키고 싶지 않다는 단호한 마음을 가지고 계신 것 같네요. [심층반영-가치] 제가 제대로 이해했나요?

내담자: 맞아요. 제가 죽을 뻔했잖아요. 중환자실에서. 진짜 몹쓸 짓을 했다고 생각합니다. 그동안 잘 몰랐는데, 요즘은 함께 지내는 게 즐겁다고 느껴요. 그날 집에 가서 아내에게 말했죠. 그랬더니 아내가 깜짝 놀라요. 예전 같으면 당연히 술을 마셨을 상황을 그렇게 넘겼다는 것에 대해서요. 저한테 고맙다고 하더라고요. 고마운 건 전데요. 제가 정말 더 잘 해야겠다고 생각했어요.

상담자: 들어 볼수록 V님께 매우 큰 위기였는데, 다시 술에 손을 댔을 때 잃게 될 것을 기억하시고, 마시지 않음으로써 얻게 된 것을 기억해 내셨네요. [득과 실, Risks & Rewards] 예전을 돌이켜 보면 V님께서 정말 많이 변하셨다는 게 새삼 느껴지네요. 한편, V님을 계속 위태롭게 할 수도 있는 회식이 연달아 기다리고 있다는 게 걱정도 됩니다. 어떻게 생각하세요? [걸림돌, Roadblocks]

내담자: 저도 그래요. 오랜만에 하는 거라 거절하기도 참 어렵고. 머리로는 알죠. 가지 말아야 한다는 거. 하지만 그렇게 잘 안 되네요.

상담자: V님께서는 어떻게 하고 싶으세요?

내담자: 저는 가능하면 가고 싶지 않아요. 술자리에서 취해 있을 때는 몰랐는데 맨정신으로 있으려니 기분이 너무 이상하더라고요.

상담자: 그렇다면 어떻게 하는 것이 V님께 가장 좋은 선택일까요?

내담자: 지금 예정된 것만 해도 3개가 넘는데, 앞으로 계속 생기겠죠? 제가 부딪히면서 참아야 할 일일까요?

상담자: V님께서도 잘 아시듯이, 불필요하게 자극에 노출되지 않는 것이 좋

지요. 다른 대안은 없을까요?

내담자: 선생님 말이 옳긴 한데. 음……. 일단 그럼 내일 건 지난주에 했던 멤버와 같으니까 핑계라도 대고 빠져 볼까 싶습니다.

상담자: 일단 좋은 아이디어라고 생각해요. 핑계 댈 만한 것 있으신가요?

내담자: 갑자기 집에 일이 생겼다, 뭐 그런 거죠. 지난주에 갔으니 봐 달라고 하면 팀원들이라 봐줄 것 같은데요. [내담자가 자신의 상황에서 해 볼 만한 일을 먼저 제안했기에 성공 가능성이 높은 대안으로 보임]

상담자: 그러면 그렇게 말씀해 보시겠어요?

내담자: 네, 한번 그렇게 해 볼게요.

상담자: 좋습니다. V님께서 위험한 상황도 있었지만 음주를 선택함으로써 얻게 될 것과 잃게 될 것을 기억해 내시고 잘 판단하셨다고 생각해요. 당분간은 잘 대처하기 위해 자주 만나면 좋을 것 같은데 어떠신가요? [반복, Repetition]

내담자: 네, 2주 있다가 다시 와 볼게요.

주기적으로 방문하는 내담자를 만날 때는 변화로 인한 이점 또는 보상(Rewards)과 변화를 유지하지 않을 때의 어려운 점(Risks)을 점검하고, 변화대화를 지지 · 강화하는 방향으로 대화를 나눈다. 이러한 대화는 내담자의 대면에 축적되어 스스로 변화의 필요성을 인정하고 응원하는 도구로 사용될 수 있다.

사례 2

상담자: 안녕하세요. 약속한 날에 잘 맞춰서 오셨네요. 그간 어떻게 지내셨어요?

내담자: 잘 지내고 있어요. 그래서인가 별로 할 말은 없네요.

상담자: 오늘 오시면서 어떤 생각이 드시던가요?

내담자: 별생각 안 했는데. 선생님이 또 어떻게 지냈냐고 묻겠구나. (웃음)

난 잘 지냈다고 말하겠지. 술 안 마셨으니까요.

상담자: 벌써 석 달째 마시지 않고 지내고 계시네요. 처음에 V님께서는 단 일주일도 못한다고 하셨는데 어떻게 이렇게 유지할 수 있었을까요? [변화 필요성, Relevance]

내담자: 일단 술 없이 잘 수 있게 되니까(금단 증상 조절을 위한 약물 조절) 마음이 편했고, 안 마시다 보니 몸이 편안해지는 게 느껴지더라고요. 내과 선생님의 엄포도 한몫했죠. [득과 실, Risks & Rewards]

상담자: 그렇게 지내 보니 지금은 어떻게 느껴지세요?

내담자: 술 생각이 안 난다면 거짓말이고요. 생각은 나죠. 근데 선생님하고 약속 지키려고 안 마시는 거예요. 약속은 지켜야 하니까.

상담자: 저와의 약속, 어쩌면 V님 스스로와의 약속을 지키는 것이 V님께 매우 중요하셨던 기억이 납니다. [심층반영-가치] 약속을 지키는 것 외에도 V님께서 술을 마시지 않기로 한 이유가 또 있으신가요? [변화 준비도, Relevance]

내담자: 그냥, 글쎄요. 안 마시게 되네요. 이게 더 편안해요.

상담자: V님께서 술을 마시지 않기로 선택하셨고, V님 자신과 한 약속을 지키시며 마음이 편하다는 말씀이군요. 그렇게 석 달째 단주 약속뿐만 아니라 진료 약속도 모두 잘 지켜 주셨네요. [반복, Repetition]

내담자: 뭘요. 절 위한 건데요.

유지단계에서는 변화 행동을 긍정적으로 지지하고 유지하게 한 내담자의 능력을 발굴 · 인정함으로써 자기효능감을 증진하는 것이 좋다. 중독에서 벗어나 단절 상태가 안정적으로 유지되는 경우, 사례 2처럼 변화 행동으로 인한 편안함이 표정, 말투 등 비언어적으로 나타난다. 정기적으로 진료에 오는 것과 이와 같은 비언어적 변화를 인정 · 지지함으써 변화 유지 동기를 강화한다.

9. 실수와 재발

실수와 재발은 모두 '예전의 문제 행동이 나타나는 것'이지만 성격이 다르다. 실수는 단발성, 짧은 에피소드로 나타나며 다시 회복을 결심하는 행동으로 이어지지만, 재발은 예전의 문제 행동으로 돌아간 상태가 지속되는 것이다. 실수와 재발은 연속선상에 있어서 구분이 어려울 수 있지만, 어느 쪽이어도 반드시 즉시 다뤄야 하는 매우 중요한 위기 상황이다. 위기 상황은 갑자기 찾아올 수도 있지만, 많은 경우 '위험 신호'가 선행한다. '재발 위험 신호'는 애매해 보이고, 과잉 반응하는 것처럼 느껴질 수도 있다. 하지만 화재 경보기가 아주 작은 연기나 화재 신호에도 큰 알람을 울리고 화재 상황을 점검하게 하는 것처럼 재발 위험 신호를 무시하지 않아야 큰 화재를 막을 수 있다. 대개 위험 신호를 제대로 다루지 못하면 실수로, 실수를 방치하면 재발로 이어진다.

하지만 실수를 인지하더라도 중독의 특성상 일단 술을 한 잔 마시고 나면 멈추지 못하는 경우가 매우 많다. 그리고 재발 후 내담자와 상담자 모두 깊은 좌절감을 느끼게 된다. 내담자는 기대가 무너지고 '이번에는 될 줄 알았는데' '나는 다를 줄 알았는데' 하면서 치료 자체를 포기하거나 회복에 회의적인 태도를 보인다.

술을 마시지 않고 산다는 것은 술을 마시며 익숙하게 해오던 모든 생활 패턴이 변화하는 것을 의미한다. 가는 곳, 만나는 사람, 취미와 식습관, 사고방식에 이르는 생활과 정신의 전 영역에 대대적인 변화를 요구한다. 어떤 회복자의 말을 빌리자면, '배우자 빼고 다 바꿔야 낫는' 병이다.

실수와 재발 상황에서 가장 중요한 것은 최대한 빨리 실수와 재발을 인지하고 변화 궤도에 다시 올라가는 것, 같은 실수나 재발을 반복하지 않게 철저하게 점검하는 것, 포기하지 않고 다시 시도하는 것이다. 중독 치료의 목표는 '단주 달성 및 유지'와 '재발 간격을 점차 늘리고 재발의 심각도를 낮추는 것'이다. 피할 수 없는 재발이라면 어떻게 겪어 내는지가 내담자와 상담자의 숙제이다. 그래서 상담자는 재발에 좌절할 것이 아니라 재발했음에도 내담자를 다시 만날 수 있음에 감사하고, 재발을 어떻게 다룰 것인지 진지하게 고민해야 한다.

생각해 볼 이야기 2

재발을 보는 중독치료자의 마음가짐

한 번의 실수를 간과하는 것은 매우 위험한 일이다. 하지만 한 번의 실수에 대해 엄격한 흑백논리의 잣대로 평가한다면 오히려 실수라는 괴물을 키우는 꼴이 되기 쉽다. 중독 물질을 절제하는 삶과 절제하지 않는 삶으로 엄격하게 양분한다면 치유적인 방식으로 자신의 실수를 알아차릴 수 없다. …… 단번에 중독 행위를 끊는 사람도 있지만 그런 경우는 드물다. 대부분의 사람은 습관을 변화시킬 때 몇 차례 주기를 거친다. 실수를 하고 그것을 통해 배우고, 다시 더 많이 실수한 뒤 또다시 배움을 얻는다. 지금까지와 다른 새로운 존재 방식에 안착하기까지 이런 과정을 여러 차례 거쳐야 한다.

(Bien & Bien, 2019)

누구나 살면서 실수하지만, 중독의 재발만큼 엄격한 잣대로 판단받는 일도 흔하지 않다. 중독에서의 재발은 '당사자가 정말 죽을 수도 있는' 치명적인 일이라 그럴 것이다. 하지만 이러한 잣대는 내담자에게 강박적인 '완벽주의'를 강요하여 내담자를 더욱 옴짝달싹 못하게 한다.

중독의 회복에서는 재발을 '허락'하는 것이 필요하다. 중독의 회복 목표는 '완전(perfect)'해지는 것이 아니라 '온전(whole)'해지는 것이다. 실수를 통해 배운다는 마음으로 샅샅이 살핀다면 실수는 성장의 기회가 된다. 중독치료자는 실수가 너무 치명적인 것이 되지 않도록 미리 점검하고, 실수를 간과하지 않고, 실수를 딛고 성장하는 것을 돕는 사람이다. 재발은 마음이 아프고 안타깝지만, 동시에 '이번에는 얼마나 성장하는 기회가 될까' 라는 기대와 희망도 버리지 않기를 바란다.

10. 재발 다루기

상담자가 단단히 마음을 먹더라도 내담자가 상담자와 똑같은 마음일 수는 없다. 특히 첫 시도에서 변화를 잘 해낸 내담자일수록 재발을 실패라고 여기고 자신을 인생의 낙오자로 간주하며 회복을 향한 희망을 잃어버리는 일이 자주 있다. 상담자는 변화를 준비하고 실천하며 유지하는 내담자에게 재발이 치료 실패가 아닌 회복의 과정이기에 어떻게 재발을 겪어 내는지가 중요하다는 것을 꼭 알려야 한다.

동시에 재발로 인해 잃게 된 것을 받아들이고 같은 재발을 방지하기 위해 내담자가 해야 할 일이 있다는 것을 명확히 해야 한다.

실수를 성찰하지 않는 비슷한 재발이 반복된다면 그간 기다려 준 사람과 기회를 잃게 될 수 있다는 것도 전달해야 한다. 이것은 일종의 직면이다. 직면(confrontation)이란 내담자가 미처 보지 못했거나, 보기를 원치 않는 사실을 전달하는 것이다. 동기면담에서는 직면이 바람직한 상담자의 태도가 아니라고 명시하고 있다. 하지만 내담자의 행동이 반복해서 스스로를 다치게 하거나(자해), 남을 다치게 한다면(타해), 반드시 이에 대해 생각하고 탐색해야 한다. 이는 불일치감 만들기이자 상담자의 우려를 전달한다는 점에서 동기면담의 한 측면이다.

동기면담적으로 직면할 때 가장 중요한 것은 내담자를 위협하거나 비난하지 않고, 내담자를 존중하고 섣불리 단정 짓지 않는 태도이다. 내담자가 스스로의 선택에 책임을 지는 자율성을 존중하는 '수용 정신'과 내담자의 복지를 증진하는 방법을 모색하는 '연민 정신'으로 무장하고, 변화대화와 접목하여 전달하는 것이 도움이 된다.

재발은 어떻게 다루면 좋을까?

스스로 변화를 결심하고 변화의 과정을 거친 내담자라면 재발 후 숙고단계로 돌아가는 경우가 많다. 변화가 필요하다는 것과 재발의 고리를 멈춰야 한다는 것은 알겠는데, 지금 당장 실천이 어렵다고 느끼는 것이다. 변화의 필요성이 낮을 수도 있고, 변화를 해낼 수 있을 것이라는 자기효능감이 낮을 수도 있으며, 두 가지 모두일 수도 있다. 어느 쪽이든 재발한 내담자가 상담에 다시 오는 것은 전숙고단계의 내담자가 처음 상담에 오는 것만큼 어렵다. 따라서 가장 먼저 해야 할 일은 내담자를 지지하고 칭찬하는 것이다. 내담자에게 '다시 오기가 어려웠을 텐데 잘 오셨다' '와 주셔서 감사하다'고 표현함으로써 어려운 상황에서 기꺼이 용기를 낸 것에 감사와 공감을 전달한다.

이어서 재발과 관련된 내담자의 상황에 대한 정보를 이끌어 낸다. 어떻게 유지하고 있었고, 어떤 상황에서 재발하게 되었으며, 재발 후 내담자의 생활은 어땠는지 탐색한다. 재발과 관련된 이야기를 할 때는 수용 정신으로 무장하여 내담자를 비난하지 말아야 한다. 또한 재발 과정 중 단절 시도 및 성공이 일시적으로라도 있었다면 이를 인정함으로써 변화대화로 이어질 수 있게 한다. 어떤 내담자들은 다시 만나자마자 이러한 이야기를 시작하는 것을 어려워할 수 있다. 그렇다면 내담자의 의견을 존중하여 향후에 내담자가 안정된 후 다시 이야기를 나누도록 배려한다.

다음으로는 변화의 중요성과 자기효능감을 재평가한다. 내담자가 불편한 감정을 무릅쓰고 상담 현장에 나올 때는 변화가 필요하다고 느꼈기 때문일 것이다. 내담자가 다시 상담에 온 결정적인 계기를 반드시 탐색해야 한다. 이때 자가평정척도를 이용하면 추적 관찰이 쉽고, 후속 질문을 통해 변화대화를 이끌어 낼 수 있다.

재발 후에는 변화의 중요성은 알고 있지만 자기효능감은 떨어져 있는 경우가 많다. 따라서 자기효능감을 증진하기 위해 내담자의 강점을 이끌어 내거나 과거의 성공 경험을 되짚어 봐야 한다(☞ 제5장의 '7. 외적 동기를 내적 동기로 만들기 4: 자기효능감 증진하기' 절 참조). 한동안 단주를 유지할 수 있었던 내담자만의 강점과 동기가 있을 것이다. 이에 관해 이야기를 나누고, 취약점을 보완한다.

마지막으로, 재발을 배움의 기회로 인지 재구조화(cognitive reconstruction)를 한다. 재발을 통해 그간 간과되었던 취약점과 강점을 재점검하는 기회를 가질 수 있음을 강조하고 함께 찾아본다.

재발 후 비자발적으로 입원 · 상담을 하는 경우라면 전숙고단계일 가능성이 크다. 이때는 내담자와 관계를 형성하며 변화에 대한 외적 압박을 내적 동기로 변환하고 동기를 증진하는 것을 우선적인 목표로 한다(☞ 제5장의 '2. 비자발적으로 찾아온 내담자와 대화하기' 절 참조).

사례로 이해하는 동기면담 4

재발 후의 상담

상담자: 안녕하세요. 오랜만에 오셨네요.

내담자: 네…… 그간 좀 안 좋았어서요…….

상담자: 무슨 일이 있으셨나요? [열린 질문]

내담자: 마지막에 다녀간 게 언제였죠? 그 이후로 쭉 음주했어요. 정신차리고 보니 2주 정도 정도 지났더라고요. 계속 토해서 술도 들어가지 않고 금단 증상이 와서 잠도 못 자고 너무 괴로워서 가까운 내과 병원에 입원했습니다. 다행히 이전만큼 나빠진 건 아니어서 열흘 정도 입원하고 퇴원했는데, 집에 가 보니 잠도 안 오고 계속 술 생각이 나서 미치겠더라고요. 그때 선생님 생각이 났습니다. 용기가 안 나서 한참을 머뭇거렸는데, 잠을 너무 못 자서 일상생활이 안 되니 다시

오게 됐습니다. 죄송합니다…….

상담자: 죄송하긴요…… 어렵게 용기를 내서 와 주셨네요. 다시 뵐 수 있어서 다행입니다. [내담자의 용기 인정하기]

내담자: 그렇게 말씀해 주시니 정말 감사합니다. 얼마나 많은 생각을 했는지 모릅니다. 나 자신에게도 실망스럽고, 선생님이 얼마나 실망하실까 죄송스럽고…… 죽고 싶은 생각도 있었습니다. 그런데 죽는 건 무섭더라고요. 정말 살고 싶어서 왔습니다. [변화대화-열망]

상담자: 그러셨군요. 죽을 만큼 고생했고 힘드셨나 봅니다. 그때 여기를 기억하시고 다시 오실 용기를 내주셔서 감사합니다. W님 마음에는 살고 싶다, 그러기 위해서 술을 멈춰야 한다는 강렬한 욕구가 분명히 있는 것 같습니다. [인정하기] 괜찮으시다면 그간 어떻게 지내셨는지 조금 더 구체적으로 말씀해 주시겠어요? [열린 질문-탐색]

내담자: 네…… 그때 다녀갔을 때 제가 퇴원하고 석 달 넘게 단주하고 있었을 거예요. 석 달이 지나니까 용기도 생기고 자신감도 생기고, 왠지 이번에는 기분 좋게 딱 한 병만 마실 수 있을 것 같더군요. 그래서 술을 한 병 사서 마셨는데. 며칠은 마시고 자고 일어나서 출근하는 게 되더라고요. 그런데 주말이 되니까 계속 마시게 되고 결국 월요일에는 무단으로 지각을 했어요. 그렇게 억지로 일주일을 더 마시면서 출근했는데, 밥은 아예 못 먹었어요. 제가 술 냄새 나고, 온전한 정신이 아니니까 상사가 먼저 알고 며칠 쉬라고 보내 주더라고요. 그때 내과에 바로 입원했어요. 지금은 잠을 너무 못 자서 괴롭고요.

상담자: 말씀을 들어 보니 W님께는 다시 술을 마시지 않는 것이 매우 중요한 것 같네요. [심층반영-가치] 그리고 잘 잘 수 있다면 술을 마시지 않을 수 있다는 것 같고요. [심층반영-자기효능감]

내담자: 맞아요. 잠만 잘 자면 술 생각이 훨씬 덜 날 것 같아요. [변화대화-능력]

상담자: 다시 술을 마시지 말아야겠다고 다짐한 이유가 있으신가요? [변화의 중요성 이끌어 내기]

내담자: 제가 잘 조절할 수 있을 거라 생각했는데, 이번에 해 보니 아니라는 걸 알게 되었어요. 조절이 안 된다면 마시지 말아야 한다고 생각해요. 술을 마시면 삶이 너무 망가져요. 단주하면서 겨우 직장의 신뢰도 회복했는데, 또 이렇게 재발해서 아마 저에 대한 실망이 많이 클 거예요. [변화대화-이유]

상담자: W님께는 직장의 신뢰, 저의 신뢰 그리고 스스로에 대한 신뢰를 회복하는 것이 정말 중요하신가 봐요. [심층변화-가치]

내담자: 이야기하다 보니 그런 것 같아요. 제가 사람들 눈치를 많이 봐요. 싫은 소리 듣기 싫고, 괜찮은 사람이라고 불리고 싶어요. 술을 마시지 않으면서 스스로에 대해 꽤 괜찮게 느꼈거든요. 일에서 인정도 받고, 나도 약속을 잘 지키는 사람이라는 뿌듯한 느낌도 있었어요. 그렇게 술 마신 게 지금은 후회가 돼요. [변화대화-필요성]

상담자: 그렇군요. W님께는 술을 마시지 말아야 할 이유가 확실하시네요. 술을 마시지 않고 지내는 삶에 대한 만족도 높으시고요. 그래서 다시 단주를 시작해 보고 싶으신 거네요. 지금은 마시지 않은 지 얼마나 되셨죠?

내담자: 그때 입원하면서부터니까 한 3주 넘게 지난 것 같아요. 퇴원할 때 거기서 수면제를 줘서 그걸로 1주 넘게 버텼는데, 약이 없으니 불안하고 잠이 안 와요.

상담자: 급성 금단 증상 시기는 어느 정도 지나갔지만, 불면은 꽤 오래 갑니다. 그리고 W님께서 단주하시는 동안에도 가끔 수면제를 복용하셨으니 최근에는 약이 없어서 더 힘드셨을 것 같습니다. 이전에 드셨던 그 약이 괜찮았나요? [자율성 존중]

내담자: 네. 이번에 퇴원 약도 그걸 받았어요. 당분간은 매일 복용하고, 다시 조금씩 줄여 가야죠.

상담자: 좋습니다. 그렇게 드실 수 있게 처방해 드릴게요. W님께서 어렵게 용기를 내어 다시 이 자리로 오신 만큼, 이번 재발에서 배울 수 있는 것을 모두 배우면 좋을 것 같습니다. 어떤 것이 떠오르시나요? [인지 재구조화]

내담자: 조절할 수 없다는 것을 이번에 확실히 알았어요. 그간 선생님이 이야기해 주셨을 때는 머리로 알았는데 아마도 속 깊은 곳에서는 '그래도 난 할 수 있다'고 생각했던 것 같아요. 그러다가 마침 기회가 되니까 이번에 한 번 시도해 볼까 싶은 마음이 들었어요. 일단 마시면 거기서 끝이라는 거, 결국 입원하거나 강제로 못 마시게 해야 술이 멈춘다는 거죠. 이 시간이 너무 후회돼요.

재발 후 다시 찾아온 내담자에게 가장 필요한 것은 칭찬과 희망이다. 칭찬은 회복의 동기로 작용하여 이후의 실수나 재발 상황에서 희망을 잃지 않게 돕는다. 희망이 있어야 새로운 시도를 다시 할 수 있다. 변화 필요성과 자기효능감을 이끌어 내기 위해서 변화대화의 네 가지 측면(열망, 능력, 이유, 필요성)을 골고루 유발하고 다루는 것이 좋다.

나가는 말: 중독치료자에게 최고의 선생님은……

전공의 시절에는 중독 환자들이 너무 어려웠다. 어떻게 이야기를 시작해야 할지, 술에서 깨고 나면 무슨 이야기를 해야 할지, 재발한 내담자와 보호자과 어떤 이야기를 나눠야 할지 그리고 재발로 인해 지쳐 가는 내 마음은 어떻게 보호해야 할지 답을 알 수 없는 질문이 꼬리에 꼬리를 물고 떠올랐다.

그런 내게 중독 환자는 최고의 선생님이었다. 아는 것이 없던 내가 할 수 있었던 일은 듣는 것뿐이었는데, 그렇게 부족한 내게 기꺼이 자신의 이야기를 들려주었던 환자들 덕분에 이 책이 탄생하였다.

의료진은 직업 특성상 혼자서 결정해야 할 일이 많다. 특히 혼자 오롯이 진료실에서 환자를 마주할 때 더욱 그런 것 같다. 무슨 말을 해야 할지 판단하기 어려울 때 환자 '선생님'에게 꼭 물어본다. 동기면담은 내담자의 복지를 위한 행동 변화라는 공동의 목표를 향해, 내담자의 가치관과 강점을 나침반 삼아, 누가 앞설 것도 없이 함께 걸어가는 과정이다. 그 길에는 '재발'이라는 크고 작은 암초가 있다. 그 암초를 때로는 잘 피하기도 하고, 때로는 부딪히고 깨져서 더 단단하게 보완하며, 때로는 암초 위에 올라가 오도가도 못하는 고통스러운 상황을 함께 견뎌 내는 것이 중독의 회복을 돕는 동기면담 상담자의 역할인 것 같다.

동기면담 상담자는 해결사(enabler)가 아니다. 동기면담 상담자는 조력자(helper), 촉진자(facilitator)이다. 내담자의 모든 문제를 해결해 줄 수 없다는 상담자의 본질적 한계를 인정할 때 비로소 도울 수 있는 일이 보이는 것 같다.

이 책은 정답이 아니다. 사람은 각자 성격도 다르고 잘하는 것도 다르다. 독자들이 현장에서 직접 경험하며 본인만의 노하우와 접근법을 찾아낼 수 있기를 진심으로 바란다. 오늘도 현장에서 발 벗고 뛰는 모든 상담자에게 작은 도움과 희망이 되기를 기도한다.

참고문헌

김한오(2019). 절주가 아닌 단주를 지지하는 경험적 이유와 과학적 증거. 중독정신의학, 23(2), 51-58.

백수현(2020). 84일간의 회복여행일지. 하나의학사.

신수경, 조성희(2015). 중독과 동기면담의 실제. 시그마프레스.

Alcoholic Anonymous World Service (1975). *Living sober*. A.A 한국연합 역(2004). 온전한 생활(원서 4판). A.A. 한국연합단체.

Alcoholic Anonymous World Service (2001). *Alcoholics anonymous* (4th ed.). A.A. 연합단체 한국지부 역(2002). 익명의 알코올중독자들 (원서 4판). 한국 A.A.GSO.

Apodaca, T. R., & Longabaugh, R. (2009). Mechanisms of change in motivational interviewing: A review and preliminary evaluation of the evidence. *Addiction, 104*(5), 705-715.

Bien, T., & Bien, B. (2002). *Mindful recovery: A spiritual path to healing from addiction*. 이재석 역(2016). 중독이 나를 힘들게 할 때: 지긋지긋한 중독에서 벗어나는 마음챙김의 기술. 불광출판.

Goldbloom, D. S. (2009). *Psychiatric clinical skills: Revised.* Centre for

Addiction and Mental Health.

Kelly, J. F., Greene, M. C., & Bergman, B. G. (2018). Beyond abstinence: Changes in indices of quality of life with time in recovery in a nationally representative sample of US adults. *Alcoholism: Clinical and Experimental Research*, *42*(4), 770-780.

Ludwig, A. M. (1988). *Understanding the alcoholic's mind: The nature of craving and how to control it*. 김원 역(2016). 중독자의 내면 심리 들여다보기: 중독의 늪, 충동과 유혹의 심리. 소울메이트.

Magill, M., Apodaca, T. R., Borsari, B., Gaume, J., Hoadley, A., Gordon, R. E. F., Tonigan, J. S., & Moyers, T. (2018). A meta-analysis of motivational interviewing process: Technical, relational, and conditional process models of change. *Journal of consulting and clinical psychology*, *86*(2), 140-157.

Miller, W. R., & Rollnick, S. (2013). *Motivational interviewing: Helping people change* (3rd ed.). 신성만, 권정옥, 이상훈 공역(2015). 동기강화상담: 변화 함께하기(원서 3판). 시그마프레스.

Prochaska, J. O., & DiClemente, C. C. (1982). Transtheoretical therapy: Toward a more integrative model of change. *Psychotherapy: Theory, Research & Practice*, *19*(3), 276-288.

Project MATCH Research Group (1993). Project MATCH(Matching Alcoholism Treatment to Client Heterogeneity): Rationale and methods for a multisite clinical trial matching patients to alcoholism treatment. *Alcoholism: Clinical and experimental research*, *17*(6), 1130-1145.

Project MATCH Research Group (1998). Matching alcoholism treatments to client heterogeneity: Project MATCH three-year drinking outcomes. *Alcoholism: Clinical and experimental research*, *22*(6),

1300-1311.

Rosengren, D. R. (2017). *Building motivational interviewing skills: A practitioner workbook* (2nd ed.). 신성만, 김성재, 이동귀, 전영민, 김주은 공역(2020). **동기강화상담 기술훈련: 실무자 워크북(원서 2판).** 박학사.

Schumacher, J. A., & Madson, M. B. (2015). *Fundamentals of motivational interviewing: Tips and strategies for addressing common clinical challenges*. 신성만, 조성민, 남지혜, 이하림, 박준영 공역(2017). **동기강화상담의 핵심: 일반 임상적 난제의 해결방안과 전략.** 시그마프레스.

Willis, G. M., Prescott, D. S., & Yates, P. M. (2013). The Good Lives Model(GLM) in theory and practice. *Sexual Abuse in Australia and New Zealand*, 5(1), 3-9.

표준국어대사전, https://stdict.korean.go.kr

Melliam-Webster Learner's dictionary, https://www.merriam-webster.com

https://www.stopitnow.org.uk/concerned-about-your-own-thoughts-or-behaviour/concerned-about-use-of-the-internet/self-help/moving-forward/building-a-good-life

찾아보기

인명

내용

저자 소개

백수현(Paik Soo Hyun)

연세대학교 원주의과대학 의학사
가톨릭대학교 의학대학원 정신과학 석 · 박사
현 계요병원 중독센터 과장

〈주요 저서〉
84일간의 회복여행일지(하나의학사, 2020)

〈주요 논문〉
알코올 사용 문제가 동반된 폐암 환자의 흡연 관련 특성(중독정신의학, 2021)
중독의 자기 심리학적 이해와 중독 회복 환경의 자기대상 기능(정신분석, 2019)
Prolonged Bedtime Smartphone Use is Associated with Altered Resting-State Functional Connectivity of the Insula in Adult Smartphone Users(Frontiers in Psychiatry, 2019)

아주 쉬운 동기면담 가이드
–중독자의 내면과 손잡기–

An Easy Guide for Practicing Motivational Interviewing

2023년 1월 20일 1판 1쇄 인쇄
2023년 1월 30일 1판 1쇄 발행

지은이 • 백수현
펴낸이 • 김진환
펴낸곳 • (주) 학지사
04031 서울특별시 마포구 양화로 15길 20 마인드월드빌딩
대표전화 • 02-330-5114 팩스 • 02-324-2345
등록번호 • 제313-2006-000265호

홈페이지 • http://www.hakjisa.co.kr
페이스북 • https://www.facebook.com/hakjisabook

ISBN 978-89-997-2807-5 93510

정가 15,000원